ÉTUDE

SUR

LES DERMATOSES PROFESSIONNELLES

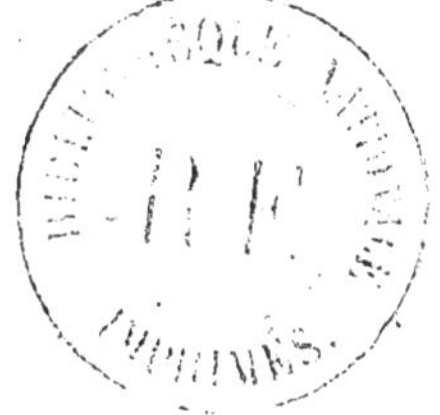

PAR

Le Dʳ Paul COMBALAT

Ancien externe des hôpitaux de Paris

PARIS

G. STEINHEIL, ÉDITEUR

2, RUE CASIMIR-DELAVIGNE, 2

1894

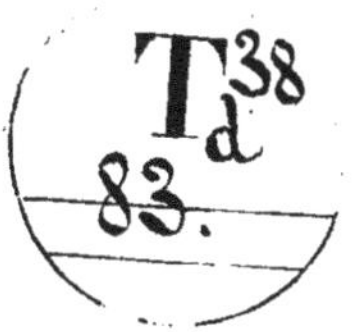

ÉTUDE

SUR LES

DERMATOSES PROFESSIONNELLES

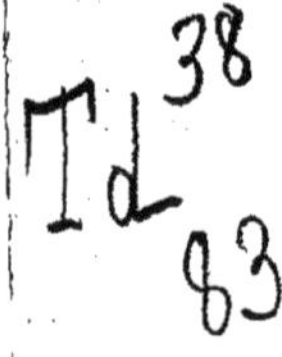

IMPRIMERIE LEMALE ET Cie, HAVRE

ÉTUDE

SUR

LES DERMATOSES PROFESSIONNELLES

PAR

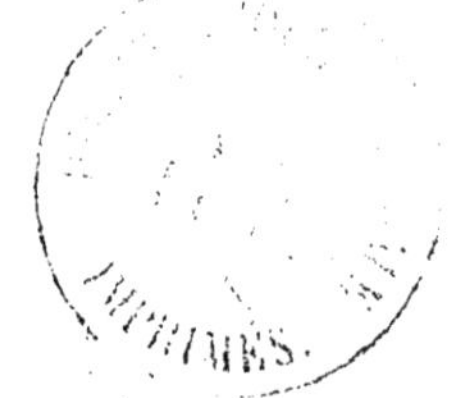

Le Dr Paul COMBALAT

Ancien externe des hôpitaux de Paris

PARIS

G. STEINHEIL, ÉDITEUR

2, RUE CASIMIR-DELAVIGNE, 2

1894

INTRODUCTION

Au cours de nos études dermatologiques, nous avons été frappé du nombre considérable de malades, atteints de dermatoses professionnelles, en même temps que nous constations un silence relatif des auteurs classiques au sujet de ces affections.

Les éruptions d'origine professionnelle sont, en effet, mêlées, dans les traités de dermatologie, aux dermatoses de cause externe, ce qui empêche de bien mettre en lumière leurs particularités. Bon nombre de leurs variétés et de points spéciaux de leur histoire ne se trouvent qu'en des articles de revues ou dans des comptes rendus de sociétés savantes. Nous avons donc pensé faire œuvre utile en réunissant les plus importants de ces éléments épars, et en insistant sur les points qui ne nous ont pas semblé suffisamment en lumière.

L'influence du terrain sur l'apparition et l'évolution de ces dermatoses nous a tout spécialement paru intéressante, et nous avons tenu à la mettre en relief dès le début de ce travail ; la direction du traitement mérite aussi une mention spéciale, en raison même de sa grande simplicité.

Nous commencerons donc par étudier la pathogénie de ces éruptions, en précisant autant que possible la part qui revient au terrain. Nous les décrirons ensuite au point de vue clinique, d'abord dans un chapitre d'ensemble, puis en reprenant les unes après les autres les principales variétés afin d'en signaler les points spéciaux. Enfin nous terminerons par les indications thérapeutiques et les moyens de les remplir.

Toutes les observations contenues dans notre thèse, nous les avons prises à l'hôpital Saint-Louis, dans le service de M. le D' Thibierge (suppléant M. le D' Besnier), qui a bien voulu nous aider de ses sages conseils dans l'élaboration de notre travail. Nous le prions de vouloir bien accepter tous nos remerciements pour l'accueil bienveillant qu'il nous a fait.

Nous tenons à exprimer notre reconnaissance à nos maîtres dans les hôpitaux : M. le professeur Verneuil ; MM. les D'' Troisier, Huchard, Ricard.

Que M. le professeur Potain veuille bien croire à notre vive gratitude pour l'honneur qu'il nous a fait en acceptant la présidence de notre thèse. Qu'il nous permette de le remercier de toutes les bontés qu'il a eues pour nous. Nous voulons aussi payer un même tribut de reconnaissance à M. le D' Léon Labbé, qui n'a cessé de nous témoigner l'intérêt le plus bienveillant et le plus affectueux au cours de nos études.

Enfin nous devons inscrire ici le nom de M. le D' Clado, auquel nous sommes heureux d'adresser tous nos remerciements pour les marques d'amitié qu'il nous a toujours données.

CHAPITRE PREMIER

Pathogénie. — Étiologie.

SOMMAIRE

Influence de la nature du corps irritant.

Influence prépondérante du terrain sur la nature de l'éruption et son apparition

Division en trois groupes :

1º Dermatoses des ouvriers qui, par idiosyncrasie, ont la peau plus faible que d'autres ;

2º Dermatoses des ouvriers, présentant une tare organique héréditaire ou acquise ;

3º Dermatoses débutant chez des ouvriers, à la suite d'un trouble général ou local à évolution aiguë. .

Énumération et classification des dermatoses professionnelles.

I. — Pathogénie

Envisagée d'une manière générale, la pathogénie des éruptions professionnelles est très simple : un agent irritant est, par suite des occupations du malade, mis en contact avec les téguments, qui réagissent en s'enflammant. Mais si l'on examine de plus près le mode de production de ces dermatoses, on s'aperçoit bien vite que les choses ne se passent pas aussi simplement et qu'elles sont modifiées par une foule de circonstances.

Nous ne pouvons entrer ici dans tous les détails de ces modifications, mais nous devons au moins les envisager dans leur ensemble, en insistant sur les plus importantes.

Il est évident tout d'abord que l'agent irritant peut varier lui-même de bien des façons : d'où un premier groupe de circonstances, pouvant modifier l'action de la cause irritante, et tenant à cette cause elle-même.

Puis, la cause de la dermatite n'agit pas toujours sur une même peau. Chaque individu possède une série de particularités, acquises ou héréditaires, qui en font une personnalité distincte, réagissant à sa manière et suivant sa constitution aux agents extérieurs : d'où une deuxième série de modifications, relevant de l'individu, du terrain sur lequel s'exerceront ces irritations, et c'est cette influence, relevée maintes fois dans nos observations, que nous avons tenu surtout à mettre en relief.

Nous n'insisterons pas sur le premier groupe, signalé plus haut. Il est certain que le corps irritant imprime souvent à la réaction des tissus une physionomie spéciale, suivant sa nature et suivant certaines particularités d'application, de contact plus ou moins prolongé et étendu, etc., etc.

Ainsi, d'après sa composition, tantôt l'agent causal est absorbé et détermine une intoxication en même temps qu'une dermatose on voit alors apparaître des symptômes généraux en même temps que des altérations locales; tantôt il est simplement irritant pour le tégument externe. C'est ce qui a servi de base à une classification, dont nous aurons à parler plus loin.

Il est certain aussi qu'il y a des substances qui tendent à produire une altération déterminée, par le simple fait de leur nature. Ainsi les composés arsenicaux causent surtout des lésions ulcératives, tandis que le carbonate de soude et le savon des blanchisseuses donneront plutôt lieu à des lésions eczématiformes.

Mais ici viennent également s'ajouter d'autres causes nocives, parmi lesquelles il importe de signaler en première ligne les microorganismes : soit ceux que l'on trouve comme hôtes ordinaires de la peau, soit ceux qui peuvent se rencontrer dans les substances maniées par les malades. Ces agents, trouvant une porte d'entrée sur un terrain déjà enflammé et, par suite, favorable, se développeront facilement en modifiant l'aspect de la réaction.

On sait, par exemple, la fréquence des croûtes impétiginiformes, des pustules echtymateuses et des traînées de lymphangite dans le cours des éruptions professionnelles.

Toutes ces particularités ont une certaine importance, qui

s'efface cependant devant les prédispositions spéciales de l'individu sur lequel s'exerce la cause morbide. Et cela est si vrai, que, dans une profession, qui expose une série d'ouvriers aux mêmes contacts, la dermatite ne surviendra que chez certains d'entre eux, les autres n'en étant nullement incommodés.

C'est qu'il y a évidemment des conditions spéciales, individuelles, qui créent une prédisposition.

Nous touchons ici à l'une des questions les plus importantes de la dermatologie et, nous pouvons le dire, de la médecine en général, question dont les esprits se préoccupent tout particulièrement à l'heure actuelle, mais qui n'avait point passé inaperçue, ainsi qu'en fait foi ce passage d'une leçon de Bazin (1), datant de 1862 :

« Les agents producteurs de ces maladies (dermites artificielles) sont innombrables et leurs effets, variés à l'infini, ne sont pas toujours aussi simples et aussi faciles à saisir qu'on pourrait tout d'abord se l'imaginer. Ils agissent en effet sur un être animé, sur un être prédisposé à des maladies très diverses, et qui répond à sa manière et suivant ses prédispositions aux irritations extérieures.

« Le phénomène n'est pas obligé et presque fatalement le même ; la cause ne changeant pas, l'organisme intervient davantage avec ses aptitudes particulières. »

M. E. Besnier et M. Brocq tout particulièrement, ont encore insisté dans ces derniers temps sur ces faits, et les ont bien mis en relief.

(1) BAZIN. *Leçons théoriques et cliniques sur les affections cutanées artificielles.* Paris, 1862.

Pour eux, le terrain se trouve constitué par des particularités héréditaires ou acquises.

Particularités héréditaires : Chaque individu, recevant de ses générateurs une prédisposition spéciale à contracter certaines affections ; l'arthritique engendrant des arthritiques, le nerveux des nerveux. Prédisposition, qui exerce même son influence sur les maladies d'ordre parasitaire, et dont il serait puéril de nier l'importance dans les maladies cutanées, même de cause externe.

Particularités acquises résultant de l'état de moindre résistance d'un individu en face d'un agent morbide ; cet état peut provenir de troubles de la nutrition générale par suite d'une affection aiguë accidentelle, de surmenages, de fatigues, d'une altération passagère ou permanente d'un viscère, comme le foie ou le rein ; ou bien c'est un état local, survenant à la suite d'une affection, qui vient créer, en un point quelconque de l'organisme, un état d'infériorité, un point de moindre résistance sur lequel les agents extérieurs auront prise, alors qu'à l'état sain, ils n'auraient pu y causer de trouble.

Il y a plus, chacun, en dehors de ses particularités héréditaires ou acquises, possède certaines qualités absolument propres, qui le rendent apte à réagir sous une influence, qui, chez d'autres, n'amènera aucun état morbide ; c'est l'idiosyncrasie, qui, venant s'ajouter aux particularités précédentes, fait de chacun une personnalité bien distincte, imprimant son caractère propre aux affections, qui évoluent chez elle. Chaque malade fait son éruption suivant sa nature et son individualité.

Nous avons cherché, dans les observations que nous avons pu recueillir, à préciser la part qui revenait à l'individu dans la production et l'apparition des dermatoses professionnelles et, sous ce rapport, nous avons pu ranger nos observations en trois groupes.

Au premier, qui est le moins nombreux, puisqu'il contient 5 cas seulement sur 37, se rattachent les malades qui ont vu se développer la dermatose à partir du moment où ils ont commencé à exercer leur profession.

Ces ouvriers ne présentaient pas de tare héréditaire ou acquise manifeste, et aucun accident local ou général n'a pu être invoqué pour expliquer l'apparition des troubles cutanés. Chez ces sujets, nous pensons qu'il faut admettre une vulnérabilité toute particulière de la peau, point faible de leur organisme. C'est probablement l'idiosyncrasie qui intervient ici.

Dans un deuxième groupe, nous avons rangé les malades, qui ont nettement présenté une tare organique quelconque. Comment ces tares agissent-elles pour amener une diminution de la vitalité des tissus, permettant l'action des irritants? Quel est le mécanisme intime de ce qui se passe dans ces cas?

Il est difficile de l'expliquer à l'heure actuelle; mais cela ne saurait infirmer en rien un fait, reconnu depuis longtemps, et que chacun peut constater, pourvu qu'il s'applique à le rechercher.

Nous verrons plus loin que M. Leloir a signalé cette importance de la tare organique, au sujet de deux variétés de dermatites professionnelles. Dans la folliculite des rattacheurs et des fileurs de laine, il a noté que cinq à six sur dix des ouvriers étaient atteints et que les malades étaient presque tous des strumeux. Chez les fileurs et varouleurs de lin, il a trouvé également une influence prépondérante du terrain : les ouvriers malades étaient tous des arthritiques, ayant présenté du rhumatisme, des migraines, ou d'autres manifestations de la diathèse.

Dans nos observations, sur 32 cas, où le terrain a joué un rôle par ses prédispositions acquises ou héréditaires, nous avons noté : 23 fois l'influence d'une tare organique, 8 fois nous avons eu affaire à des rhumatisants de la façon la plus évidente ; 12 fois à des nerveux et éthyliques ; 3 fois à des eczémateux et prurigineux.

Chez ces malades, la dermatose peut commencer en même temps que la profession, comme dans le cas précédent ; ou encore, et c'est le fait le plus fréquent, elle n'apparaîtra que plus tard, sous une influence souvent banale, qui viendra donner une sorte de recrudescence à la diathèse prédisposante et diminuer la résistance de l'organisme. D'autres fois encore, une modification de la cause irritante est le point de départ des lésions. Ainsi, chez une blanchisseuse de nos malades, la dermite ne survint qu'au moment où elle dut laver des linges, ayant été en contact avec des plaies ulcéreuses. Il est très évident que, dans ce cas, les agents microbiens ont joué un rôle dans la production de la dermatite.

Enfin, dans un troisième groupe, nous trouvons les éruptions, survenues chez des ouvriers jusque-là indemnes et qui, à un moment donné, ont présenté une moindre résistance de l'organisme, par suite d'une affection aiguë ou d'un trouble accidentel.

Comme dans le groupe précédent, nous ne voulons point chercher à expliquer le mécanisme intime de ces faits. Nous tenons seulement à constater que des individus, qui ont, pendant des années, exercé une profession sans en ressentir aucun mauvais effet, voient tout à coup survenir une dermatose à la suite d'un trouble général, qui peut d'ailleurs être extrêmement variable : tantôt c'est une affection aiguë d'un viscère comme le foie ; tantôt une altération d'un des grands émonctoires, comme le rein ; ou encore, une maladie générale plus ou moins grave.

Nous avons trouvé cette influence 9 fois sur 37 observations ; dans un cas, la dermite est survenue, à la suite d'une attaque de rhumatisme articulaire aigu ; une autre fois, après une angine ; puis, à la suite d'un embarras gastrique ; dans 3 cas, consécutivement à des excès de travail, ayant déterminé un trouble profond dans l'organisme. Chez 2 autres malades, une suspension brusque des règles a précédé de quelques heures l'apparition de l'éruption. Enfin, nous avons observé une malade qui, ayant eu plusieurs grossesses, avait toujours quelque affection lorsqu'elle était enceinte : devenue blanchisseuse, sans en éprouver le moindre mal, elle fut prise dès le début de sa dernière grossesse de lésions de dermatite intense qui survinrent immédiatement.

Tous ces faits nous ont paru suffisamment probants pour établir d'une manière définitive l'influence prépondérante de la constitution du terrain dans la production des dermatoses professionnelles. Aussi nous avons tenu à placer ces remarques au début même de notre travail, afin de les bien mettre en lumière et de pouvoir expliquer certaines particularités, que nous aurons occasion de voir par la suite.

II. — ÉTIOLOGIE.

Il nous reste maintenant à énumérer les diverses professions, pouvant donner lieu aux dermatoses ; mais nous devons tout d'abord rappeler la classification qu'en a donnée Bazin, qui les divisait en trois classes.

1º Les dermites dues à une substance, agissant non seulement d'une manière locale, mais encore par absorption et en vertu de propriétés toxiques.

2º Celles, qui sont causées par des, agents qui ne possèdent aucune propriété toxique, mais qui répandent autour de l'ouvrier une poussière nuisible, irritante, qui pénètre dans les voies respiratoires, et agit sur les muqueuses.

3º Enfin celles qui sont dues à des substances dont l'action ne va pas au delà du point avec lequel elles sont mises en contact.

Cette division nous semble perdre de son importance, car nous ne nous occupons, ici, que des dermatoses de cause externe, et nous ne pouvons entrer dans le détail des intoxications professionnelles et des éruptions qu'elles peuvent causer secondairement.

Puis le second groupe de Bazin comprend une série d'affections, qui ne rentrent pas non plus dans notre cadre dermatologique : ce sont les phtisies professionnelles, qui n'ont rien à faire avec les dermatoses.

Nous avons donc cherché à établir une classification basée sur l'aspect clinique des lésions ; mais, celles-ci variant extrêmement dans un même groupe, suivant certaines circonstances dont nous avons déjà parlé, nous avons dû abandonner cette classification. Nous avons également rejeté la division de M. Brocq, qui range les dermatoses professionnelles en trois groupes, suivant que la cause est d'origine *animale, végétale,* ou un *composé chimique d'ordre variable.* Chacun de ces groupes ne peut, en effet, recevoir de limites précises, et l'on ne sait dans lequel faire entrer certaines dermatoses professionnelles.

M. le Dr Thibierge a bien voulu nous donner l'idée de combiner, pour notre classification, le mode d'action (physique, chimique), et la nature du corps irritant (composé chimique défini, composé organique). Nous proposons donc l'ordre suivant, dans la longue suite des affections cutanées qui nous occupent.

I° AGENTS PHYSIQUES.

A. — *Électricité.* — Ouvriers des usines électriques.
B. — *Chaleur.* — Boulangers, pâtissiers, cuisiniers, forgerons.

II° SUBSTANCES AGISSANT PAR LEURS PROPRIÉTÉS CHIMIQUES.

A. — *Corps inorganiques et produits chimiques définis.*

Chimistes, droguistes, pharmaciens.
Chirurgiens.
Épiciers.
Teinturiers.
Peintres, fabricants de couleurs.
Blanchisseuses, plongeurs.
Maçons, plâtriers, cimentiers, etc.

B. — *Produits organiques et végétaux.*

a) *Non altérés :*

Ouvriers en quinquina.
Ouvriers en oranges amères.
Mal des cannes de Provence.

b) *Altérés par décomposition :*

Mal de vers.
Fileurs de lin.
Fileurs de laine.
Corroyeurs.
Pelletiers.
Mégissiers.

C.   2

Nous avons éliminé à dessein de notre cadre les déformations cutanées, survenant par le fait de professions, comme celle des tailleurs, cordonniers, brunisseurs, marbriers. Ce sont, en effet, de simples altérations d'ordre chronique, dues à des traumatismes répétés, et qui ne peuvent entrer dans le cadre des dermatoses, terme qui ne semble devoir s'appliquer qu'à des irritations intenses et à évolution aiguë des téguments.

CHAPITRE II

Considérations cliniques générales.

SOMMAIRE

Toutes les dermatoses professionnelles sont des affections cutanées de cause externe. Elles ont donc, malgré la variété de leurs formes, qui imprime à chacune un caractère un peu spécial, des points communs et une même physionomie générale.

Nous nous occuperons tout d'abord de ces caractères généraux dans un chapitre d'ensemble, afin d'éviter des répétitions qui ne pourraient manquer de se produire.

L'époque d'apparition de la maladie, par rapport à la date de la profession, est éminemment variable : elle dépend de circonstances, dont nous avons déjà parlé et parmi lesquelles la constitution du terrain joue un rôle prépondérant. Nous ne reviendrons pas sur ce sujet, mais nous tenons à insister sur la nécessité de rechercher ces conditions d'apparition avec le plus grand soin, puisque, au point de vue pronostic, il en résulte un intérêt majeur. Ainsi, un ouvrier chez lequel la dermatite se sera développée à la suite d'une affection aiguë, comme un embarras gastrique, pourra, sans aucun inconvénient, reprendre ses occupations ; tandis qu'un autre, qui sera atteint, sans raison, de troubles cutanés dès le début de sa profession, devra abandonner un travail, dont ne pourrait s'accommoder la sensibilité particulière de ses téguments.

Quant au début de l'affection elle-même, il est brusque et

aigu ; les lésions croissent rapidement et, en deux ou trois jours, arrivent à leur période d'état. Les symptômes cutanés sont ceux que l'on observe dans toute irritation du derme, quelle que soit son origine, et, sous ce rapport, il faut bien savoir que les dermatoses professionnelles n'ont point d'éléments caractéristiques. Leurs causes, si multiples et si complexes qu'elles puissent être, agissent sur un tissu simple, qui ne peut réagir qu'en certains sens, toujours les mêmes. Inutile donc de chercher des éléments pathognomoniques au cours de ces affections Ce qui les distingue, ce ne sont pas les lésions en elles-mêmes, c'est le groupement, la localisation de ces éléments, c'est leur mode d'apparition, leur marche, leur évolution.

Au début, l'inflammation se traduit par de l'érythème. Aux points qui vont être atteints par la dermatose, survient une sensation de cuisson, un prurit désagréable, puis rapidement, en quelques heures, une rougeur assez intense plus ou moins étendue avec un œdème léger de la peau et des contours irréguliers, mal délimités. C'est, en somme, de l'érythème banal. Mais bientôt surviendront d'autres lésions, traduisant un état inflammatoire plus accentué. Le plus souvent, on observe des éruptions papuleuses, qui apparaissent sur l'érythème au bout de quelques heures ou de deux à trois jours. Ces papules sont constituées par de petites élevures rouges, saillantes, plus ou moins arrondies, tantôt confluentes, tantôt en nombre assez limité ; à leur sommet, ne tardent pas à se montrer des vésicules, constituées par un petit soulèvement épidermique, qui renferme une petite quantité de liquide. Ce sont des vésicules eczématiformes, éléments d'une fréquence extrême dans le groupe des dermatoses dont nous nous occupons en ce moment. Survenant au sommet des papules dans certains cas, elles peuvent, dans d'autres circonstances, se montrer d'emblée en éruptions confluentes sur l'érythème. Elles pourraient même, d'après certains auteurs, quoique rarement, apparaître comme premier signe de la réaction des téguments.

Les dimensions de ces vésicules sont extrêmement variables : ordinairement petites et revêtant l'aspect, qu'on leur voit dans l'eczéma banal, elles se réunissent d'autres fois les unes aux autres ou acquièrent des dimensions plus considérables.

Enfin elles deviennent quelquefois si volumineuses, que ce ne sont plus des vésicules, à proprement parler, mais de véritables bulles. Leur contenu est variable : dans la majorité des cas, on y trouve un liquide séreux, citrin, poisseux; dans d'autres, un liquide louche, quelquefois séro-purulent.

Enfin, à côté de ces vésicules et de ces bulles, il n'est pas rare d'observer des pustules plus ou moins volumineuses, et qui dénotent une infection par des agents microbiens.

Tels sont les éléments primitifs des éruptions professionnelles; mais d'autres lésions viennent s'y joindre au bout d'un temps assez court. Ce sont celles qui découlent presque fatalement de ces éléments inflammatoires primitifs.

Les sensations de prurit, de cuisson, éprouvées par les malades, les amènent à se gratter et à provoquer à coup d'ongles l'excoriation des papules déjà signalées : ce qui modifie un peu l'aspect de leurs lésions.

Les vésicules, les bulles se rompent ainsi par le grattage ou encore par le seul fait de leur évolution naturelle, et alors surviennent des concrétions, résultant du desséchement du liquide, contenu dans les vésicules.

Ce sont des croûtes, qui prennent une coloration variable, grisâtre, jaunâtre, impétiginiforme ; elles forment des placards en général peu épais, avec des fissures, au fond desquelles on aperçoit le derme mis à nu, rouge et suintant. Tantôt ces croûtes peuvent recouvrir toute l'étendue des lésions, tantôt elles ne se montrent que par places, ayant été enlevées en d'autres endroits. En ces points, le derme apparaît alors à nu, humide et d'un rouge intense.

Toutes ces lésions sont plus ou moins étendues sur les téguments et forment des placards à contours assez bien limités, mais non pas réguliers et arrondis.

La bordure de l'éruption est au contraire assez irrégulière, les éléments y décroissent rapidement en s'espaçant et en devenant de plus en plus petits et de moins en moins intenses ; entre eux la peau saine est de plus en plus étendue et, dans l'espace de quelques centimètres, l'éruption s'en va, pour ainsi dire, mourir en pente douce vers les téguments normaux.

La marche de ces éruptions, envisagée dans son ensemble, est rapide : en quelques jours (ordinairement huit à quinze jours), les croûtes tombent, l'épiderme se reforme, d'abord mince et luisant, puis revient peu à peu vers la normale, en se recouvrant de petites squames grisâtres, plus ou moins abondantes.

La rougeur diminue de plus, en plus et les sensations de prurit suivent la même progression descendante, de sorte qu'en trois semaines ou un mois, si rien n'est venu compliquer la maladie, la guérison est pour ainsi dire absolue.

Mais il ne faudrait pas croire que les choses se passent aussi simplement dans tous les cas. Il peut survenir des complications, qui retardent la guérison définitive et viennent ajouter leur part de gravité au pronostic.

Il importe de mettre ici en première ligne les complications d'ordre infectieux. Les staphylocoques et les streptocoques sont les hôtes communs de la peau; ainsi dans les lésions des dermatoses professionnelles, on les rencontre en abondance.

Nous avons pu nous convaincre de ce fait en faisant des ensemencements par stries sur agar, avec une baguette de platine passée légèrement sur les lésions de plusieurs de nos malades. Nous avons obtenu, dans tous les cas, des colonies confluentes de staphylocoques blancs et dorés et, dans trois ou quatre cas, nous avons pu mettre en évidence les streptocoques. Notons en passant que, dans ces dernières observations, il y avait des traînées lymphangitiques des plus nettes.

Il y a donc des micro-organismes, qui trouvent une porte d'entrée dans ces lésions dermiques. Leur moindre exaltation de virulence, leur plus grande abondance ou toute autre cause, encore mal précisée, mais banale, pourra donc amener la pénétration de ces micro-organismes et, par suite, des lésions d'infection.

La fréquence des pustules ecthymateuses, des lésions impétiginiformes, des petits furoncles, des lymphangites, est un fait dont on peut se convaincre facilement par l'observation de quelques cas de dermatoses professionnelles. Les traînées lymphangitiques se présentent là avec leurs caractères ordinaires : partant des lésions, elles se dirigent sur les téguments sains vers les ganglions voisins, que l'on trouve toujours, dans ces cas-là, indurés, volumineux et douloureux à la palpation. Au cours de nos observations, nous avons été à même de noter ce fait 4 fois sur 37 observations.

Dans quelques cas enfin, ce n'est plus de la lymphangite seulement, que l'on observe, mais bien des érysipèles véritables, dont la présence du streptocoque explique d'ailleurs admirablement la possibilité.

Une autre variété de complications peut survenir par le fait de la diffusion des lésions, qui se produit par le mécanisme suivant. Le malade est porté à se gratter aux points malades; il souille donc ses doigts et ses ongles et, s'il les porte ensuite en un autre point du corps, soit pour s'y gratter, soit pour des fonctions naturelles, comme la miction, il contamine ces divers points avec ces liquides souillés et ces croûtes recueillies au niveau des lésions : d'où des inoculations à distance, se faisant par le malade lui-même et dues au transport par ses mains des éléments, susceptibles de se reproduire par inoculation : lésions impétigini·formes, pustules, etc., etc. Ces auto-inoculations sont fréquentes, et rendent la durée de l'affection un peu plus longue, en augmentant le nombre et l'étendue des lésions. Nos malades en ont présenté dans la proportion de un sur trois.

Enfin, chez certains individus prédisposés, à tendances eczémateuses, la dermatose professionnelle peut devenir le point de départ de poussées généralisées plus ou moins intenses, qui viennent singulièrement assombrir le pronostic. L'accident professionnel, qui a été pour ainsi dire la cause occasionnelle en ces circonstances, passe alors au second plan, laissant la poussée eczémateuse prendre le premier rang.

Ce fait avait été admirablement mis en relief par Bazin, dans ce chapitre où il traite, pour les affections cutanées de cause externe, de l'influence prépondérante du malade :

« De là, dit-il, souvent des effets complexes ; de là, ces modifications profondes, ces transformations complètes d'éruptions, qui,

primitivement de cause externe, s'élèvent, par l'éveil d'une diathèse,
au rang d'affection constitutionnelle (1). »

Nous devons encore une mention spéciale aux altérations chroni-
quès, qui viennent souvent compliquer les dermatoses professionnelles, après une série de poussées aigües, survenant à intervalles
plus ou moins éloignés. On voit alors des symptômes d'eczéma lichénoïde avec état squameux des téguments : en certains points,
comme les plis interdigitaux, où la peau est plus fine, il se produit une rétraction des téguments, avec des gerçures et des fissures
douloureuses. Le pronostic, en ces cas, est singulièrement aggravé,
car il peut en résulter une raideur et une gêne des mouvements
telles, que l'impotence fonctionnelle est pour ainsi dire absolue.

Les symptômes généraux manquent ordinairement au cours de
ces dermatoses. Cependant, quand il y a des inoculations secondaires
nombreuses, et surtout quand il existe de la lymphangite, il n'est
pas rare de constater un certain état de malaise général et quelquefois une élévation de température de quelques dixièmes.

Nous ne pouvons, bien entendu, nous occuper ici des symptômes
généraux d'intoxication, qui peuvent survenir dans certains cas,
comme chez les ouvriers qui manient le plomb, l'arsenic, etc.;
notre but est seulement, comme nous avons pris soin de le dire au
début, de nous occuper des altérations cutanées.

Si maintenant nous jetons un rapide coup d'œil sur ces quelques
considérations générales, il s'en dégage nettement une notion : les
dermatoses professionnelles n'ont pas en propre des éléments symptomatiques spéciaux ; les lésions qu'elles déterminent sont d'ordre
banal et peuvent être dues à des causes différentes.

(1) BAZIN. *Loco citato.*

Ce qui les distingue donc, ce ne sont pas les éléments en eux-mêmes, mais bien leurs groupements et leur localisation, leur marche, leur évolution et leur mode d'apparition.

Leurs localisations, tout particulièrement, méritent d'attirer l'attention.

Les parties atteintes sont celles, qui, par suite de la profession, viennent en contact avec les substances nocives. Les membres supérieurs, surtout dans leurs parties palmaires et antibrachiales, sont donc des sièges de prédilection. Les lésions s'y montrent avec une symétrie généralement très nette, en raison de l'égale exposition des deux côtés. Certains points sont plus atteints, ce sont ceux où la peau est plus fine et, par conséquent, plus accessible aux irritations : ainsi les plis interdigitaux, la face dorsale des mains sont les premiers frappés, et les éléments inflammatoires s'y montrent toujours avec une intensité plus grande.

Nous noterons une immunité relative des bras, surtout dans leurs parties supérieures, ce qui tient à ce fait que les manches sont rarement relevées jusqu'au-dessus des coudes pendant le travail. Mais il ne faudrait pas penser qu'aux membres supérieurs seuls se trouvent les éruptions. L'agent irritant peut être liquide et, par des projections, venir souiller les vêtements de l'ouvrier : d'où des contacts prolongés avec certaines parties du corps et par suite des localisations, qui semblent tout d'abord anormales. Chez les fileurs et les rattacheurs de laine, nous verrons un curieux exemple de ce fait. L'huile impure des machines, imbibant les pantalons, ira déterminer des folliculites au niveau des cuisses et des mollets, où le vêtement frotte et s'applique intimement sur la peau.

L'irritant peut être volatil : des vapeurs, entourant les ouvriers, amèneront une inflammation de toutes les parties découvertes telles

que le cou et la face. C'est encore là une des localisations fréquentes dans les dermatoses professionnelles, et nous aurons occasion de la retrouver plus d'une fois au cours du chapitre suivant.

Nous signalerons enfin le transport, par les mains souillées, de
la substance caustique en divers points. Nous retrouvons là un
fait analogue à celui déjà signalé à l'occasion des inoculations
secondaires.

Les éruptions du scrotum, de la verge, de la face interne des
cuisses (besoins de la miction), du tronc, du cou et de la face,
doivent, dans bon nombre de cas, être attribuées à cette cause.

Enfin les dermatoses professionnelles ont une caractéristique dans
leur marche. Affections évoluant d'une façon aiguë et rapide, elles
surviennent chez les ouvriers, que les commémoratifs nous montre-
ront en contact incessant avec des corps irritants et caustiques.
Puis, nulle part mieux qu'ici, nous ne trouverons une application
plus remarquable du vieux précepte : « Sublata causa, tollitur
effectus » ; abandonnées à elles-mêmes après cessation du travail,
elles diminuent et décroissent rapidement.

Elles augmentent, au contraire, et deviennent extrêmement
intenses, si les malades continuent leurs occupations, même en
suivant un traitement local de leurs lésions.

Nous avons tenu à entrer dans ces quelques considérations cliniques générales, afin de simplifier autant que possible la description
des diverses variétés de dermatoses professionnelles. Dans le chapitre suivant, nous prendrons successivement les principales
d'entre elles, en indiquant pour chacune les points spéciaux de son
étiologie et de ses symptômes.

Nous réserverons pour la fin la partie thérapeutique, qu'il sera
plus aisé d'envisager dans son ensemble.

CHAPITRE III

Principales variétés de dermatoses professionnelles.

SOMMAIRE

Des phénomènes cutanés peuvent s'observer chez les ouvriers, exposés à la lumière électrique intense. Le physicien Foucault avait déjà observé le fait sur lui-même, et Charcot a signalé cet accident dans une présentation à la Société de biologie. M. le Dr Defontaine en a également rapporté plusieurs cas, observés chez des ouvriers de l'usine du Creusot, pendant une opération de soudure d'acier, pratiquée avec un foyer électrique puissant.

Les accidents que l'on observe sont de deux ordres : des phénomènes oculaires et des phénomènes cutanés. Les symptômes oculaires, qui consistent en congestion plus ou moins intense, avec troubles rétiniens, ne nous intéressent pas ici.

Les symptômes cutanés ne se montrent qu'après l'action d'un foyer de 200 ampères au minimum, agissant même à une certaine distance. Quant à la cause intime de ces troubles, on ne peut mettre en question l'action des rayons calorifiques, car ces foyers électriques sont fort peu échauffants. S'agit-il de rayons purement lumineux, ou bien purement chimiques ? La question est encore difficile à trancher à l'heure actuelle.

Quoi qu'il en soit, au point de vue clinique, les troubles cutanés apparaissent sur les parties découvertes, cou, face, avant-bras et ressemblent beaucoup aux accidents qui résultent de l'action vive du soleil. Une demi-heure ou une heure après l'action du foyer électrique, survient un prurit intense sur les parties qui vont être atteintes, puis une rougeur érythémateuse avec un peu de gonflement ; au bout de peu de temps enfin, sur cette rougeur, on voit s'établir une desquamation absolument analogue à celle qui s'observe à la suite des brûlures au premier degré.

Nous tenions à signaler cette variété de dermatite, car, en raison de l'emploi de plus en plus multiplié des foyers électriques, il est à supposer que ces accidents deviendront plus fréquents qu'autrefois : le médecin doit donc être prévenu.

II. — Dermatoses des cuisiniers, patissiers, boulangers

Ces artisans sont par leur profession exposés à la manipulation de substances irritantes et souvent malpropres ; ils ont, en outre, les mains, les avant-bras et la face exposés continuellement à la chaleur des fourneaux et aux vapeurs qui peuvent s'en dégager. On conçoit facilement que ces causes réunies amènent une inflammation des téguments. Cette inflammation prend ordinairement un aspect un peu spécial : elle atteint les mains, les poignets, les avant-bras et aussi la face. Cette dermatose est eczématiforme ; mais, comme le fait remarquer Bazin (1), avec un aspect un peu particulier : « Les vésicules, dit-il, sont éparses, disséminées sans ordre sur une surface rouge, érythémateuse ; elles se rompent en laissant échapper la sérosité qui les gonfle, mais la cause, qui les

(1) Bazin. *Loco citato.*

a produites, en fait aussitôt naître de nouvelles; ainsi se perpétue l'affection. Cependant le derme, sous l'influence de ce mouvement sans cesse renouvelé, ne tarde pas à s'altérer dans sa texture et prend, au bout d'un certain temps, une habitude morbide. Aux symptômes aigus et intermittents du début succède un état chronique et lent, qui n'est troublé dans sa marche uniforme que par quelques poussées accidentelles de courte durée; les surfaces sont sèches, vides, recouvertes çà et là de squames minces et adhérentes. La coloration générale est rougeâtre, l'épiderme est cassant, fendillé, la membrane papillaire devient épaisse, quadrillée, et se couvre d'éminences papuleuses et de plaques lichénoïdes. »

Chez les boulangers, également exposés à la température élevée des fours, il faut faire intervenir aussi une autre cause qui imprime un caractère particulier à la lésion : c'est l'action de la pâte fermentée, qui a des contacts multiples avec les mains qui la pétrissent.

Les placards d'eczéma sont croûteux et siègent surtout à la face dorsale des mains. Ils prennent fréquemment un aspect plus ou moins circiné, qui leur a fait donner le nom de *Psoriasis des boulangers*.

III. — Éruptions des ouvriers, qui manient les composés arsenicaux

Parmi les substances chimiques qui donnent lieu à des dermatoses, l'arsenic et ses composés occupent certainement une des premières places.

Les éruptions arsenicales sont connues depuis longtemps; autrefois on les avait notées chez les mineurs du comté de Cornouailles, occupés à extraire les minerais d'arsenic. Mais elles furent surtout étudiées chez les ouvriers maniant les verts arsenicaux.

C'est en 1845, que Blandet les découvrit pour la première fois. Depuis cette époque, les recherches se sont multipliées sur la question, et nous devons signaler tout particulièrement celles de Chevallier (1), Follin (2), Imbert-Goubeyre (3), Vernois (4), Rollet (5).

Nous puiserons largement à ces diverses sources pour exposer l'histoire de ces affections.

Au point de vue étiologique, la dermatite arsenicale se trouve chez diverses catégories d'ouvriers, parmi lesquels il importe de signaler en première ligne ceux qui travaillent à la fabrication de l'arsenic. On sait que dans les usines cette fabrication consiste à faire griller le minerai dans des galeries communiquant au dehors par une cheminée ; l'arsenic, après ce grillage, se dépose sous la forme d'une poudre blanche sur les parois et la partie inférieure de la galerie. On ouvre alors cette galerie et on extrait la poudre arsenicale à la pelle. Du fait de cette opération, les ouvriers sont donc en contact avec une fine poussière qui se répand facilement autour d'eux ; leurs mains sont aussi exposées aux mêmes contacts.

Viennent ensuite les artisans qui s'occupent de la préparation des verts arsenicaux, et en particulier du vert de Schweinfurt.

(1) *Annales d'hygiène*, 1847.
(2) *Archives de médecine*, 1857.
(3) *Moniteur des hôpitaux*, 1857.
(4) *Annales d'hygiène*, 1859.
(5) *Annales de dermatologie*, 1880.

L'opération consiste à remuer dans des chaudières des solutions bouillantes d'acétate de cuivre et d'acide arsénieux : d'où souillure fréquente des membres supérieurs et aussi émanations de vapeurs chargées de principes toxiques et irritants, qui se dégagent incessamment autour des ouvriers.

Nous pouvons aussi rattacher à ce groupe les ouvriers qui manient les papiers peints, les étoffes colorées, les fleurs artificielles, dans la coloration desquelles le vert arsenical entre pour une large part ; les mains en entraînent toujours une certaine quantité, et les lésions y sont fréquentes.

Il faut même signaler ici un fait spécial, c'est que les personnes, qui travaillent les fleurs artificielles sont particulièrement exposées à des inoculations véritables d'arsenic, à cause des fils de fer pointus, qu'elles ont entre les mains, et qui peuvent pénétrer dans le tégument, recouvert de poussière arsenicale, laquelle est ainsi portée au sein même des tissus.

Enfin une dernière classe d'ouvriers, exposés également à cette variété de dermatose, est celle des fabricants de fuchsine. C'est Charvez, de Lyon (1863), qui le premier attira l'attention sur ce fait et en donna l'explication. Dans la fabrication de la fuchsine, pour transformer l'aniline en rosaniline, on se sert d'un corps oxydant, qui n'est autre que l'acide arsenique. Dans les maniements, qui consistent à introduire et à retirer ces divers composés des vases, où la transformation doit se faire, l'arsenic vient en contact avec les mains des ouvriers, qui sont souvent atteints des lésions dont nous nous occupons ici.

L'étude symptomatique nous montre que les éruptions arsenicales sont érythémato-vésiculeuses, mais qu'elles sont remarquables par la fréquence des pustules et des lésions ulcéreuses.

Le siège de ces éruptions est variable; le plus souvent c'est aux mains qu'on les observe; chez certains elles s'y cantonnent, comme chez les ouvriers en fleurs artificielles, et chez ceux qui manipulent les papiers ou les étoffes colorées ; tandis que chez les ouvriers des usines exposés à des projections de liquides, qui souillent les vêtements, l'éruption est quelquefois plus diffuse. En particulier, chez ceux des usines d'arsenic, on la trouve étendue, atteignant les mains, les cuisses, le scrotum (besoin de la miction) et aussi les pieds, ce que l'on s'explique aisément, si l'on songe que la poussière arsenicale se dépose sur le sol, d'où elle s'infiltre facilement à travers les fentes des chaussures.

Cette poussière qui se répand dans l'air, comme les vapeurs qui se dégagent des chaudières où se prépare le vert de Schweinfurt, cause de fréquentes éruptions sur la face et sur le cou. Le premier signe de l'éruption est une rougeur érythémateuse diffuse, sans caractères particuliers. Mais on voit survenir rapidement sur l'érythème des papules, des vésicules et surtout des pustules, qui ne tardent pas à se recouvrir de croûtes assez minces, opaques, mais présentant une coloration jaune verdâtre assez particulière. A ce moment, deux terminaisons sont possibles : ou bien le traitement et la suspension du travail arrêtent l'évolution de la dermatose, et les pustules se guérissent sous les croûtes; ou bien l'évolution continue, et les pustules deviennent le point de départ d'ulcérations. Ces ulcères ont aussi un autre mode de formation, qui a été signalé par M. Vernois : c'est l'ulcération d'emblée, à la suite d'une de ces piqûres, dont nous avons signalé la présence chez les ouvriers en fleurs artificielles. Quel que soit son mode de début, l'ulcère présente des caractères identiques et assez spéciaux. Il est ordinairement régulier, ses bords sont taillés à pic, non décollés, et son fond grisâtre est légèrement suintant. A la palpation, il n'est pas rare de constater une induration parfois assez marquée de sa base, ce qui pourrait embarrasser singulièrement pour le diagnostic avec le chancre infectant syphilitique, si l'on n'avait la multiplicité des ulcères et les antécédents du malade.

La marche de ces lésions est rapide : pourvu que l'ouvrier cesse son travail et prenne des soins, la guérison survient en quelques jours.

Enfin, nous devons signaler des accidents analogues, qui peuvent survenir sur la muqueuse nasale, du fait des poussières ou des vapeurs qui entourent les ouvriers ; dans plusieurs cas même, on a pu observer des perforations de la cloison des fosses nasales.

Il est évident qu'en raison de la toxicité de l'arsenic, les accidents internes sont fréquents, et que l'on observe alors l'intoxication lente avec troubles gastro-intestinaux, affaiblissement et fièvre ; mais, comme nous l'avons dit au début de ce travail, nous ne nous occupons point des intoxications, mais seulement des dermatoses.

IV. — Éruptions des ouvriers, qui manient des produits chimiques (droguistes, épiciers).

Il existe toute une série de professions dans lesquelles les artisans sont en contact avec des produits chimiques, possédant une action caustique et irritante (1).

(1) Nous ne pouvons évidemment prendre successivement, les unes après les

En particulier, les droguistes, et les épiciers, qui manient le carbonate de soude, si répandu dans les usages domestiques, le chlorure de sodium, le savon plus ou moins impur, etc., etc. C'est chez ces derniers surtout que l'affection est fréquente, et revêt un aspect qui lui avait fait donner autrefois en Angleterre le nom de *Gale des épiciers*.

Elle se montre sous forme d'un mélange de lichen et d'eczéma. Son siège est la face dorsale des mains et les parties inférieures des avant-bras. Ordinairement symétriques, les lésions débutent par une rougeur intense avec une sensation désagréable de prurit; puis surviennent des vésicules, en général assez abondantes, qui, au moment de leur rupture, deviennent le point de départ de croûtes grises, jaunâtres, d'aspect impétiginiforme.

La face palmaire des mains est généralement respectée, et on n'y observe que de la sécheresse avec des sillons plus accusés qu'à l'état normal. Quand les croûtes tombent, elles laissent des surfaces rouges, qui se dessèchent et se fendillent en petites gerçures, sèches et quelquefois douloureuses. La peau prend alors un aspect lichénoïde, d'autant plus accusé que l'affection a duré plus longtemps. Les plis articulaires des doigts sont particulièrement atteints par ces gerçures : d'où une gêne dans les mouvements et une sorte de rigidité, que l'on ne peut vaincre sans douleur.

L'évolution est rapide, si les malades cessent le travail qui les

autres, toutes les professions, dans lesquelles agissent ces produits chimiques. Rappelons seulement qu'à ce titre les chirurgiens doivent être rangés parmi les sujets atteints de dermatoses professionnelles ; l'emploi des antiseptiques forts, et en particulier de l'acide phénique, amène quelquefois chez eux des accidents cutanés. Nous connaissons dans les hôpitaux de Paris plusieurs exemples de ces faits, et M. Lassar, de Berlin, vient d'attirer l'attention sur ce point, au dernier Congrès de chirurgie allemande.

met en contact avec des substances caustiques, et la guérison se fait complètement au bout d'une quinzaine de jours. Mais, à la suite de récidives nombreuses, on observe en général la persistance d'un certain degré de sécheresse et de lichénisation des téguments.

V. — ÉRUPTIONS DES OUVRIERS, QUI MANIENT LES SUBSTANCES COLORANTES (PEINTRES, TEINTURIERS).

Les peintres sont continuellement en contact avec des produits caustiques. Outre les peintures à base de plomb, de fer, de céruse et de mercure, ils ont fréquemment besoin de manier des acides comme les acides sulfurique, nitrique, tartrique, ou encore l'essence de térébenthine.

On comprend facilement que l'action, isolée ou combinée, de ces diverses substances, ne se traduise pas sur la peau par des réactions toujours les mêmes.

Aussi, ce que l'on observe dans ce groupe d'ouvriers est-il très variable : tantôt de simples érythèmes, tantôt des lésions eczématiformes et lichénoïdes, analogues à celles que nous venons de voir chez les droguistes et les épiciers, tantôt des pustules ou des squames. Signalons aussi la possibilité d'intoxications. (On connaît la fréquence des accidents saturnins chez les peintres.)

Les teinturiers et les fabricants de couleurs, qui emploient des sels caustiques comme mordants et qui manient des produits colorants de diverse nature, sont également atteints de ces dermatoses.

Et, à ce sujet, nous devons une mention spéciale aux ouvriers, qui travaillent dans les couleurs d'aniline, en raison de l'emploi de plus en plus répandu de ces produits.

M. Blaschko, il y a trois ans, a étudié tout spécialement cette variété de dermatoses professionnelles, et son travail, basé sur une observation de cinq années dans les fabriques de couleur d'aniline, arrive aux conclusions suivantes :

« Les matières employées pour la fabrication sont le benzol, le xylol, la naphtaline, le phénol et l'anthracine. Ces produits doivent être transformés en une série de composés intermédiaires, ce qui se fait à l'aide d'acides concentrés et de lessives de potasse. Enfin, dans le nettoiement après le travail, les ouvriers se servent de carbonate de soude et d'hypochlorite de chaux. »

Cliniquement, les éruptions sont aussi variables que chez les peintres ; mais, d'après l'auteur, chacune des substances, dont nous avons parlé, produirait des lésions un peu spéciales.

Ainsi, les acides amènent surtout l'eczéma des mains et des avant-bras.

Les matières colorantes elles-mêmes, principalement celles dérivées du benzol et de l'anthracine, causent surtout des érythèmes, quelquefois très étendus, et qui occupent les membres supérieurs, la face et le cou, si les ouvriers ont été exposés à des vapeurs. Selon l'auteur, ces substances agiraient comme des poisons des vaisseaux.

Enfin il a aussi observé dans bon nombre de cas une dyshidrose des mains, qu'il rattache à l'emploi de l'hypochlorite de chaux.

Mais, dans ses nombreuses observations, un fait lui a paru remarquable : c'est l'idiosyncrasie qui, dans une même fabrique, amenait des éruptions sur un certain nombre d'ouvriers, tandis que les autres n'avaient aucune lésion : iodosyncrasie, qui, chez les malades soumis aux mêmes influences, produisait des effets distincts les uns des autres. Il nous a paru utile de signaler ici cette conclusion de Blaschko, venant à l'appui de ce que nous avons développé au chapitre de la pathogénie (1).

VI. — Éruptions des blanchisseuses et laveuses.

Nous pouvons rapprocher des groupes précedents les éruptions, qui se rencontrent chez les blanchisseuses. Chez elles, en effet, l'action irritante du savon, le plus souvent impur, et aussi du carbonate de soude, produit une dermatose comme chez les ouvriers maniant les produits chimiques.

Mais ici, il faut signaler une particularité prédisposante. En effet, par suite de leur séjour dans l'eau, les mains et les avant-bras présentent un ramollissement et une macération de l'épiderme, le rendant plus facilement attaquable par les produits irritants. Puis la profession de blanchisseuse met les malades en contact avec des linges sales, souvent souillés de produits microbiens ou pathologiques : d'où des inoculations fréquentes de microbes de la suppuration, microbes banaux, qui produisent des lésions impétiginiformes, des lymphangites et des pustules, dans bien des cas.

A part cette particularité, la dermatose des blanchisseuses n'a d'ailleurs rien de spécial : c'est une lésion eczématiforme, avec des vésicules et avec des croûtes impétiginiformes, qui n'ont absolument rien de caractéristique en elles-mêmes.

VII. — Éruptions des platriers et des maçons.

Chez ce groupe d'ouvriers, nous trouvons réunies deux variétés de causes pouvant amener la dermatite : d'abord, le contact avec des

(1) BLASCHKO. *Deustche medicin. Wochench.*, 1891.

substances qui sont en elles-mêmes irritantes, comme la chaux et le ciment romain ; puis l'action sur la peau de l'eau, qui se répand continuellement sur les membres supérieurs dans la confection et l'emploi des mortiers et qui agit ici comme chez les blanchisseuses. Notons encore les petits traumatismes, dus aux pierres, aux corps durs et anguleux, dont se servent les maçons, et qui, par les éraillures qu'ils causent, prédisposent évidemment les téguments à l'irritation par les substances, que nous venons de signaler.

Cliniquement, la dermatose des maçons et plâtriers est banale : c'est de l'érythème avec des vésicules et un aspect eczématiforme.

Notons cependant la fréquence des papules squameuses et aussi de la lichénisation plus ou moins accusée des téguments, qui existe fatalement, pourvu que l'éruption ait duré un certain temps.

VIII. — ÉRUPTIONS DES PLONGEURS ET DES DOMESTIQUES.

Elles doivent être, pour ainsi dire, confondues avec les groupes précédents, car leurs causes sont identiques.

Les plongeurs sont occupés par les marchands de vins et les restaurateurs à laver la vaisselle ; ils sont donc, surtout dans les centres actifs comme les grandes villes, continuellement en contact avec l'eau chaude, chargée de graisse et de diverses substances irritantes, lesquelles agiront d'autant mieux que les mains seront macérées par l'eau. Aussi c'est une variété de dermatose extrêmement fréquente, et qui, à Paris, fournit une large part des éruptions professionnelles.

Quant aux domestiques, ils sont soumis à la même influence, s'ils sont employés à laver la vaisselle. Ils sont cependant moins fréquemment atteints, en raison de l'intermittence des contacts.

Enfin, chez ces derniers, il faut signaler une autre cause fréquente d'éruption, c'est le carbonate de soude et le savon impur, qu'ils sont obligés de manier pour les usages domestiques et la lessive.

Au point de vue symptomatique, ces éruptions ne diffèrent pas, d'ailleurs, de celles que nous avons signalées chez les blanchisseuses et chez les ouvriers qui manient les produits chimiques. C'est un mélange de lésions eczématiformes et lichénoïdes, qui s'accompagnent souvent de croûtes impétiginiformes et de pustules, s'il se fait des inoculations secondaires microbiennes.

IX. — Dermatoses des ouvriers, qui manient les oranges amères

L'orange amère (citrus vulgaris chinensis) contient en abondance une huile essentielle, dont les propriétés sont très irritantes.

Dans l'industrie, qui consiste à confire ces fruits, il faut d'abord les peler. Pour cela, les ouvriers incisent la peau de l'orange, qu'ils tiennent dans la main gauche : le jus s'écoule alors sur leurs mains et plus spécialement sur la main gauche, qu'il souille, et par laquelle il peut être transporté sur la face ou sur les parties découvertes.

Aussi l'irritation des téguments est-elle fréquente dans cette profession. M. Imbert-Goubeyre (1), dans un mémoire sur ce sujet, avait observé 41 ouvriers, dont 12 seulement avaient échappé à cette cause de dermatose.

Les lésions, localisées ordinairement aux mains, à la partie inférieure, des avant-bras et à la face, débutent par une sensation de cuisson et par un érythème, qui s'accroît rapidement et s'accompagne d'un gonflement œdémateux. Sur ces plaques érythéma-

(1) Imbert-Goubeyre. *Moniteur des hôpitaux,* 1894.

teuses, il n'est pas rare d'observer de petites vésicules plus ou moins confluentes, qui, après leur rupture, laisseront suinter un liquide, se concrétant sous forme de croûtes d'un gris jaunâtre.

Pendant l'évolution de ces lésions, les malades ressentent sur les parties malades des sensations de prurit et des cuissons très intenses, qui, dans les cas graves, deviennent des douleurs intolérables.

La marche de cette affection est aiguë, et sa durée de vingt à vingt-cinq jours ; mais elle s'accompagne quelquefois de symptômes généraux, dus à l'intoxication, causée par l'essence volatile des orangettes, qui se répand dans l'atmosphère des appartements où on les travaille.

Ces accidents portent principalement sur le système nerveux : on observe alors de la céphalalgie, des vertiges, des névralgies diverses, des crampes, de l'agitation, et même des convulsions, dans quelques cas.

C'est en raison de ces symptômes d'intoxication, que Bazin avait rangé cette affection parmi le premier groupe des éruptions professionnelles, celles qui étaient dues à un agent, à la fois irritant pour les téguments, et toxique pour l'individu.

X. — ÉRUPTIONS DES OUVRIERS, QUI TRAVAILLENT LE QUINQUINA.

Elles surviennent chez les ouvriers, employés, dans les fabriques de produits pharmaceutiques, à faire bouillir les écorces de quinquina, et chez ceux qui mettent le sulfate de quinine en flacons.

C'est surtout chez les premiers qu'on les rencontre, parce qu'ils sont obligés de remuer dans une chaudière les écorces de quin-

quina. Ils sont, par conséquent, exposés aux vapeurs, chargées de principes irritants, et leurs membres supérieurs sont
fréquemment atteints par le liquide, qu'ils agitent sans cesse.
Cette variété de dermatose a été étudiée pour la première
fois d'une manière scientifique par M. Chevalier (1). Nous en
trouvons ensuite plusieurs cas dans les leçons de Bazin, 1862 (2).
Ordinairement, ce sont les mains, les avant-bras, et aussi la face
(à cause des vapeurs), qui sont atteints.

Sur ces parties, on note un gonflement œdémateux avec rougeur
de la peau, puis des vésicules ordinairement confluentes et contenant un liquide séreux ; ces vésicules sont remarquables par l'iné-
galité de leur volume ; en s'ouvrant elles laissent échapper un
liquide séreux, qui, par desséchement, donne lieu à la formation
de croûtes. Enfin, dans quelques cas, on observe un développement considérable de ces vésicules, qui ressemblent alors à de
véritables bulles.

Toutes les régions atteintes sont le siège d'un prurit ordinairement intense et d'une sensation de cuisson fort pénible pour le
malade.

La durée de l'affection est de quinze jours à trois semaines
environ.

XI. — Mal des cannes de Provence.

C'est une affection singulière, qui se trouve chez les ouvriers,
maniant certains roseaux. On l'appelle *Mal des cannes de Provence*, car c'est surtout dans ce pays que l'on travaille les

(1) *Annales de méd. légale et d'hygiène*, t. XLVIII.
(2) Bazin. *Loco citato*.

roseaux, qui servent à tisser les lambris destinés à couvrir les plafonds.

Cette variété de dermatose professionnelle est connue depuis long-temps, et nous la trouvons signalée pour la première fois dans les *Éléments de chimie* de Chaptal, en 1750. Mais sa véritable nature ne fut connue qu'en 1840, après des études de Fave. Depuis, elle fut signalée par divers auteurs, qui l'étudièrent plus complète-ment, et parmi lesquels nous citerons Miquel, Maurin, Bazin, Tardieu; plus récemment, Baltus (1) en a encore rapporté plu-sieurs cas. Enfin Vicente Gomez (2), tout dernièrement, en a encore cité des observations.

Les roseaux (arundo donax) ne sont pas nuisibles par eux-mêmes, et c'est au développement d'un parasite végétal, l'ustilago hypodites, que sont dus les accidents cutanés.

En effet, les cannes sont souvent entassées alors qu'elles sont humides : elles fermentent alors et se recouvrent bientôt d'une fine poussière blanchâtre, qui se répand partout, quand on les remue.

Cette poussière, dont l'odeur est celle des moisissures, est corro-sive et provoque l'éternuement. Si on l'examine au microscope, on la trouve composée de mycéliums et de spores, étudiés par M. E. Planchon, qui a démontré que ce champignon est une mucédinée, appartenant au genre sporotrichum ; c'est le sporotri-chum dermatodes.

C'est à ce champignon que sont dus les accidents de dermatose et, comme, dans le maniement des cannes, il se répand partout, on trouvera des symptômes d'irritation assez étendus.

(1) *Ann. dermat.*, 1882.
(2) *Revista de medicina y chirurgica praticas*, 1890, p. 449.

L'affection s'observe au cou, à la face, sur les membres supérieurs et aussi au scrotum et à la face interne des cuisses.

Elle débute habituellement par quelques symptômes généraux, de la céphalalgie, un peu de fièvre, une légère courbature ; puis sur les régions que nous avons signalées apparaît un érythème avec gonflement œdémateux. Au bout de deux ou trois jours, on voit survenir des vésicules, plus ou moins confluentes, qui, à la rupture, donnent des croûtes ; mais on observe rarement de véritables pustules. Les sensations de cuisson et de prurit sont très intenses.

L'affection dure deux septénaires environ, et se termine toujours d'une façon heureuse.

M. Miquel a vu cependant un cas de gangrène du scrotum chez un ouvrier âgé, qui avait présenté des symptômes inflammatoires, très intenses.

Il est très facile d'éviter la production de cette dermatose, car il suffit d'arroser légèrement les cannes altérées, pour les débarrasser de la poussière irritante. Aussi le mal des cannes de Provence est-il une affection actuellement assez rare.

XII. — MAL DE VERS OU DE BASSINE

C'est une affection qui survient chez les ouvriers des fabriques où l'on file les cocons de vers à soie. M Potton a, le premier, signalé cette dermatose, et démontré sous quelle influence elle prenait naissance (1).

Les femmes, employées au filage des cocons, sont placées auprès d'une bassine, remplie d'eau chaude, et elles dévident

(1) POTTON. *Bull. Acad. méd.*, t. XVII, p. 803.

lés cocons ramollis par le liquide : d'où contact incessant avec l'eau chaude, macération de l'épiderme et son ramollissement au niveau des doigts et des mains. Mais l'eau de la bassine n'est pas un liquide banal ; elle se trouve chargée de principes irritants, qui proviennent de la décomposition et de l'altération des vers, contenus à l'intérieur des cocons, décomposition évidemment d'ordre microbien. Ainsi rendu nocif, le liquide irritera facilement les mains, dont l'épiderme, déjà ramolli par son séjour dans l'eau, se laissera plus facilement pénétrer par les principes nuisibles, qui iront léser les éléments des téguments.

Et la meilleure preuve, c'est que cette dermatose survient surtout dans les grandes usines, où l'on se sert de bassins très grands, contenant un nombre considérable de cocons, et dont l'eau n'est que rarement renouvelée.

Au point de vue symptomatique, cette variété de dermatose professionnelle est une éruption vésiculo-pustuleuse, ce que l'on conçoit facilement, puisqu'en somme, c'est une infection par les bactéries de la décomposition.

Elle atteint les mains, et surtout la main droite, ce qui s'explique bien par les nécessités du travail ; on la voit rarement remonter au-dessus de la moitié inférieure des avant-bras.

Elle débute par une sensation de prurit et une légère rougeur, commençant, en général, au niveau des espaces interdigitaux. Cette rougeur érythémateuse s'étend rapidement, et, dès le deuxième jour, on voit apparaître des vésicules de volume variable, qui peuvent crever et donner naissance à des croûtes, mais qui, dans la majorité des cas, se transforment en pustules assez volumineuses

C'est la période d'apogée de la maladie. A ce moment la douleur est vive, les vésico-pustules, en se rompant, laissent échapper un liquide purulent et, au-dessous d'elles, reste une ulcération, en général peu profonde, mais qui est fréquemment le point de départ de lymphangites plus ou moins intenses et plus ou moins étendues, avec engorgement des ganglions axillaires.

Dans de semblables circonstances, il est évident que l'infection amène quelques symptômes généraux (élévation légère de température, état saburral des premières voies digestives).

Dans quelques cas même, ces lymphangites sont devenues le point de départ d'abcès plus ou moins étendus, et compliquant singulièrement le pronostic. La marche de l'affection est en général assez rapide : quinze à vingt jours suffisent, quand le traitement est bien fait, pour amener la guérison à peu près complète. Le pronostic est, en somme bénin, si l'on prend les précautions nécessaires et, dans ce cas, il n'amène qu'une impossibilité de travail pendant plusieurs semaines.

Fait intéressant noté par Potton : les récidives sont fréquentes, mais sont d'autant moins graves que la première atteinte a été plus sérieuse. Il y aurait comme une sorte de vaccination, les rechutes paraissant se montrer en raison inverse de la gravité des accidents primitifs (1).

XIII. — Dermatoses des fileurs et varouleurs de lin

Cette éruption a été parfaitement étudiée par M. Leloir (1), placé dans des circonstances particulièrement favorables pour ob-

---

(1) Potton. *Loco citato.*
(2) Leloir. *Ann. dermatol.*, mars 1885.

server de nombreux malades, provenant des usines où se travaille le lin. D'après lui, voici comment il faut comprendre la pathogénie de cette affection.

Les ouvriers, la plupart du temps des femmes ou des jeunes gens, sont occupés à filer les mèches et les fils de lin et à les rattacher, quand ils se brisent; or ces mèches sont, pour faciliter l'opération du filage, disposées dans de grandes boîtes remplies d'eau chaude, laquelle entraîne les impuretés du lin.

Cette eau, dans laquelle les ouvriers ont constamment les mains plongées, est de couleur brune; elle devient rapidement visqueuse et, d'après les analyses que M. Leloir en a fait faire, elle contient par litre :

> 0,046 chlorure de sodium.
> 0,021 sulfate de chaux.
> 0,115 chaux combinée aux acides organiques.
> 0,458 matières organiques gommeuses et acides.
> ____
> 0,640 résidu.

La réaction est légèrement alcaline, et l'on trouve une quantité considérable de micro-organismes (ferments). Cette eau, à une température élevée, présentant une diminution considérable des sels de chaux, favorise la macération de l'épiderme et, par les substances irritantes qu'elle contient (principes mucilagineux et microbes), elle peut facilement amener chez certains sujets de la dermite eczémateuse : cela s'explique d'autant mieux, que cette eau est rarement renouvelée dans certaines fabriques. Mais nous trouvons ici une application remarquable de ce que nous avancions précédemment, au sujet de l'influence du terrain sur la production des dermatoses.

En effet, M. L e l o i r, qui a pu obser*er un nombre considérable d'ouvriers, aconstaté qu'ils n'étaient atteints de dermatite que dans la proportion de trois à quatre pour dix, et que bien des sujets, qui travaillaient depuis de longues années dans les usines de lin n'avaient jamais présenté aucune altération de la peau.

Il a remarqué que la plupart des sujets atteints étaient des arthritiques, ayant eu précédemment des migraines, des torticolis, des arthrites rhumatismales ou de l'urticaire. M. L e f e b v r e (1) avait déjà noté ce fait ; il avait séparé et cultivé les micro-organismes des eaux noires, et ensuite appliqué les cultures sur des personnes qui n'avaient présenté aucune réaction : d'où il avait conclu à la nécessité d'une prédisposition individuelle.

Il est très évident que, dans les cas de M. L e l o i r, l'arthritisme a constitué la cause prédisposante à l'altération de la peau par des substances, qui, sur des téguments absolument sains, n'auraient provoqué aucune réaction.

Au point de vue symptomatique, l'affection est symétrique et atteint surtout les mains. A cette région, elle affecte tout spécialement la face palmaire du pouce, la face palmaire et externe de l'index, le bord et la face palmaire de la main et les parties inférieures des avant-bras.

Il n'est pas rare d'observer aussi des localisations aux pieds, ce qui s'explique facilement par ce fait que les malades marchent pieds nus (ou dans des sabots) sur le sol continuellement arrosé par l'eau chargée des principes irritants, qui tombent des boîtes à lin.

Cette dermite est eczémateuse, pouvant revêtir l'aspect érythé-

(1) LEFEBVRE. Thèse, Lille, 88.

mato-vésiculeux, ou même vésiculo-pustuleux ; mais le plus souvent ce que l'on observe, c'est un aspect lichénoïde avec épaississement du derme, accentuation des plis et état squameux.

Le prurit est d'intensité variable, mais on le trouve dans tous les cas. Enfin, ces altérations cutanées amènent toujours une raideur plus ou moins marquée, qui entraîne une certaine impotence professionnelle.

La marche est rapide, pourvu que les malades cessent tout travail et, à moins de vieilles lésions, en deux ou trois semaines, souvent moins, le traitement bien fait amène la guérison complète de la maladie.

XIV. — FOLLICULITE ET PÉRIFOLLICULITE DES FILEURS ET DES RATTACHEURS (BOUTON D'HUILE)

C'est surtout M. Leloir, qui a bien étudié cette affection, ayant à sa portée un grand nombre d'usines, où l'affection n'était pas rare. C'est une variété de dermatose, qui se trouve chez les ouvriers des filatures de coton et de laine.

Dans les usines, où l'on se sert de métiers, il est indispensable de graisser largement ces machines avec des huiles la plupart du temps impures, et, par conséquent, irritantes; ce sont, ainsi que l'a constaté M. Leloir, des huiles minérales lourdes, des schistes français ou des huiles de pétrole d'Amérique. Au cours du travail, les métiers suintent, et l'huile, qui en découle, souille les mains des ouvriers, qui s'essuient fréquemment à leurs vêtements de travail. Ce fait nous donne la clef de la pathogénie et des particularités de localisation de la maladie.

Les lésions se développeront, en effet, partout où les huiles seront en contact avec les téguments : c'est-à-dire aux mains, à la partie inférieure des avant-bras et aussi aux membres inférieurs, par ce fait que les pantalons de travail, auxquels les ouvriers s'essuient les mains, s'imbibent de l'huile, qui vient ainsi en contact avec les cuisses et les jambes, pendant toute la durée du séjour à l'usine, et même plus longtemps, si l'ouvrier n'a pas, au sortir des ateliers, un vêtement de rechange. Ceci nous explique aussi pourquoi les femmes y sont moins sujettes, car les robes n'ont que des contacts indirects avec la peau des membres, au contraire du pantalon, qui s'applique et colle sur les téguments.

Comme chez les varouleurs et les rattacheurs de lin, déjà étudiés par M. Leloir, et comme dans la plupart des dermatoses professionnelles, on constate que tous les ouvriers ne sont point atteints, et que beaucoup échappent pendant toute leur vie de travail à cette maladie. D'après l'auteur, il ne faudrait admettre que cinq à six sur dix de sujets atteints, et le plus souvent ces malades auraient présenté des altérations cutanées, entre autres la cutis anserina dite des strumeux. Nous retrouvons donc encore ici cette influence du terrain, si importante, ainsi que nous l'avons fait remarquer, même dans les affections de cause externe.

Siégeant aux mains, aux avant-bras et aux membres inférieurs, particulièrement à la face antérieure des cuisses et à la face postérieure du mollet, où le pantalon porte plus intimement, l'affection est une folliculite et une périfolliculite, disséminée irrégulièrement.

On note donc au début une saillie des follicules, qui prennent un aspect conoïde, de petites papules, cintrées par un poil ou un point noir ; puis, l'affection suivant son cours, on voit apparaître au sommet de ces éléments une petite vésicule, qui peut, dans les cas intenses, devenir une vésico-pustule, entourée d'un cercle érythémateux plus ou moins étendu.

Ces lésions sont prurigineuses ; aussi le malade en se grattant excorie-t-il rapidement les vésicules, dont la rupture donne lieu à la formation de croûtelles et à des lésions d'aspect eczémateux, s'ajoutant aux lésions de folliculite.

La marche de l'affection est rapide ; des soins de propreté et la cessation du travail amènent bientôt la disparition de ces symptômes, pourvu que les malades soient pris dès le début, et qu'ils aient soin d'éviter le contact des huiles par des lavages fréquents et de changer leurs vêtements souillés.

XV. — Éruptions des mégissiers, corroyeurs, pelletiers

Dans ces diverses professions, les ouvriers manient incessamment des peaux, des cuirs, des crins et peuvent avoir aussi des contacts avec des débris altérés d'animaux. Or, l'abondance extrême des agents microbiens sur le revêtement cutané des animaux est un fait connu depuis longtemps et, pour ainsi dire, normal.

Il n'est donc pas étonnant de voir se produire chez ces ouvriers l'inoculation des germes, que nous venons de signaler. Ce sont le plus souvent des cocci ou des bâtonnets banaux. Les staphylocoques et les streptocoques y sont en abondance extrême.

Ces agents de l'inflammation banale pénètrent chez les ouvriers, tantôt par une éraillure imperceptible des téguments, tantôt par une gerçure ou par une petite érosion accidentelle.

L'aspect des éruptions est celui des éléments de l'infection cutanée commune. Ici peu ou pas de vésicules eczématiformes, ni de papules, mais au contraire des pustules d'ecthyma, des lésions furonculeuses, des traînées lymphangitiques diversement associées et en abondance variable. Tantôt cinq ou six petits furoncles constitueront toutes les lésions, tantôt c'est une véritable éruption confluente, que l'on observera.

Les localisations aux mains et aux avant-bras sont habituelles, mais les inoculations secondaires sont extrêmement fréquentes, en raison de la contagiosité et de l'auto-inoculabilité, toutes particulières de ces furoncles.

Enfin il importe de signaler que, parmi les micro-organismes des peaux et des cuirs, il en est un plus redoutable que tous les autres et dont la fréquence tend heureusement à diminuer, c'est la bactéridie charbonneuse. On sait que la pustule maligne s'observe surtout chez les ouvriers dont nous nous occupons, mais ce serait sortir du cadre que nous nous sommes tracé que d'en parler : nous tenions seulement à en signaler la possibilité.

CHAPITRE IV

Traitement.

SOMMAIRE

Rôle de l'hygiéniste.

Indications pour le traitement des dermatoses professionnelles.

1° Supprimer la cause.
2° Calmer l'état inflammatoire par les émollients.
   Mode d'emploi des émollients.
3° Nécessité absolue de ne faire aucune application irritante.

Emploi des antiseptiques dans les cas seulement où il existe des lésions d'infection.

Dans l'étude des dermatoses professionnelles, il est un chapitre
d'un intérêt majeur, c'est le traitement préventif, la prophylaxie :
Connaissant dans une profession les agents irritants, et les conditions, qui les amènent en contact avec les téguments des ouvriers,
il faut chercher à éviter ce contact ou, tout au moins, à en atténuer
les effets par une série de moyens palliatifs. C'est là, l'œuvre de
l'hygiéniste et non du médecin. Celui-ci ne se trouve, en effet, qu'en
présence d'ouvriers déjà atteints, et son rôle n'a trait qu'à ces
derniers.

Nous ne pouvons donc entrer ici dans l'étude des moyens
prophylactiques qui devront être mis en œuvre dans chaque cas
particulier.

Cette étude nécessiterait d'ailleurs la connaissance approfondie
de chaque profession et de sa technique, en même temps que
l'examen dans les ateliers des mesures à prendre. Avec les seules
ressources d'un service hospitalier; et les renseignements fournis
par les malades, il nous était impossible d'entreprendre une sem-
blable tâche. Aussi nous bornerons-nous simplement aux indications, qui s'imposent en face d'une dermatose professionnelle, et
aux moyens de les remplir.

Nous envisagerons la question dans son ensemble : nous pensons qu'il vaut mieux s'occuper de la thérapeutique des dermatoses

professionnelles en général, puisqu'en définitive on se trouve dans tous les cas en présence d'un état inflammatoire, contre lequel les moyens d'action sont toujours les mêmes.

Les deux indications à remplir sont les suivantes : 1° supprimer la cause irritante; 2° calmer l'état inflammatoire des téguments.

La première indication s'impose, et, comme nous l'avons déjà fait remarquer à propos de la marche, nulle part mieux qu'ici on n'en éprouvera l'effet.

Il semble banal d'y insister ; cependant il est bon d'être mis en garde contre le malade lui-même, lequel, muni d'une prescription, et trouvant une amélioration dès les premiers jours de son traitement, s'empresserait souvent de reprendre, en partie du moins, son travail quotidien.

C'est alors qu'on verrait se produire ces poussées successives, qui éternisent la dermatite, et finissent par ces états chroniques lichénoïdes, dont nous avons parlé, en nous occupant de la symptomatologie.

Il faut donc prévenir le malade, et lui interdire toute espèce de travail, ce repos absolu devant durer jusqu'au moment de la guérison définitive.

Cette suppression de la cause peut, à la rigueur, suffire et la guérison survenir ainsi au bout d'un certain temps. Mais s'en tenir là en face d'une dermatose, n'est évidemment pas le rôle du médecin.

Il faut abréger autant que possible la durée de l'affection, et prévenir les complications possibles. C'est alors qu'intervient la deuxième indication : calmer l'état inflammatoire des téguments. Les émollients remplissent cette seconde partie du traitement. Les émollients, en dermatologie, sont nombreux et de natures diverses. Nous indiquerons ici les principaux, ceux dont l'usage est le plus commode et le plus répandu.

En première ligne, se placent les applications humides : eau bouillie simple, eau d'amidon, de son, de camomille, de guimauve ; les cataplasmes de farine de lin, d'amidon cuit ou de fécule de pomme de terre ; enfin les corps gras et les pommades : glycérolé d'amidon, axonge fraîche, cold-cream, vaseline, pommade à l'oxyde de zinc.

Mais n'y a-t-il pas un choix à faire parmi tous ces moyens et doit-on les employer indistinctement en présence d'une dermatose ?

Assurément non. Et sous ce rapport, voici ce que nous avons pu déduire de l'observation de nos malades.

Lorsque l'irritation est un peu vive, qu'il y a du prurit et des sensations de cuisson un peu intenses, quand les parties malades sont suintantes et croûteuses, il faut toujours commencer par des applications humides. On imbibe du liquide, que l'on veut employer, des compresses de tarlatane, pliées en plusieurs doubles ; on les applique sur les parties malades, et on les recouvre d'une feuille de caoutchouc mince ou de taffetas gommé. Au bout de quelques jours, quand l'irritation sera calmée, et les surfaces malades nettoyées, on abandonnera les applications humides, qui ne feraient plus que macérer les téguments, et on se servira de pommades isolantes et adoucissantes, parmi lesquelles la préférence doit, sans contredit, être donnée à la pâte ou à la pommade à l'oxyde de zinc (1).

---

(1) Voici les formules de l'hôpital Saint-Louis.

1° Pâte de zinc..............
{ Oxyde de zinc
{ Amidon........ } ââ 10 gr.
{ Vaseline .... 20 gr.

F. S. A. au bain-marie.

Il est important de bien saisir le moment de la cessation des applications humides. Commencer trop vite l'usage des pommades serait reculer la guérison, ainsi que nous avons pu le constater plusieurs fois.

On se basera pour cela sur les sensations du malade, et l'état du suintement et des croûtes. Quand ce prurit intense aura cessé, lorsque les croûtes seront complètement tombées, et surtout que le suintement des surfaces aura presque totalement disparu, alors seulement on prescrira la pâte ou la pommade à l'oxyde de zinc, qui achèvera en quelques jours la guérison.

Dans tous les cas, nous avons employé cette méthode, et les résultats ont toujours été satisfaisants.

Prises dans leur ensemble, nos observations donnent comme moyenne la guérison au seizième jour, la date de l'application de la pommade ayant varié du quatrième au dixième.

Les liquides que nous avons employés ont été, la plupart du temps : l'eau de camomille, l'eau bouillie et l'eau de son.

Lorsque le malade se présente avec de vieilles lésions, peu suintantes et avec un état lichénoïde de la peau, on peut, contrairement à la méthode précédente, commencer d'emblée par les applications de pommade de zinc, et traiter l'affection comme de l'eczéma chronique banal.

Il est enfin un principe dont on ne doit pas se départir dans le traitement des dermatoses professionnelles : c'est de ne faire aucune application irritante. Sous ce rapport, on serait souvent tenté de se servir de substances antiseptiques, dont les effets seraient des plus

2° Pommade à l'oxyde de zinc. { Oxyde de zinc...... 5 gr. / Vaseline........... 100 gr.

fâcheux pour les téguments déjà irrités, surtout si l'on employait des solutions un peu fortes.

Dans certaines circonstances, cependant, on aura recours aux antiseptiques, en ayant soin de surveiller de près leur action. Quand le malade se présentera avec des éléments d'infection, des pustules ecthymateuses, de petits furoncles, et surtout des traînées de lymphangite, c'est alors que l'on devra se servir de ces solutions. Mais il faudra prendre la précaution de ne les employer qu'à des titres peu élevés : on se servira par exemple d'eau boriquée à 2 p. 100 d'une solution de résorcine à 0 gr. 25 p. 100, de sublimé à 1 p. 2000 3000 ; cette dernière substance devant être presque exclusivement réservée aux cas où il existe de la lymphangite.

Enfin, nous avons expérimenté sur six de nos malades un composé nouveau, dont nous tenons à enregistrer les bons résultats : c'est le Phéno-Salyl, dont voici la composition :

Acide phénique	9 gr.	
» salicylique	1	»
» lactique	2	»
Menthol	1	»

En solution, au titre de 1/800 ou 1/700, il nous a donné des guérisons rapides, sans qu'en aucun cas nous ayons eu à constater la moindre trace d'irritation.

Tel est, rapidement résumé, le traitement général des affections cutanées d'origine professionnelle. C'est un traitement purement local ; il ne doit pas être question ici de médication interne.

Ce que nous avons dit de l'influence du terrain pourrait cependant faire penser qu'en certains cas, on aurait peut-être quelque succès en cherchant par un traitement interne à modifier ce terrain. Sans doute ; mais ces mesures ne seraient que purement prophylactiques et, d'ailleurs, ce serait aborder la question du traitement interne des affections cutanées, et sortir par là même du cadre que nous nous sommes tracé.

OBSERVATIONS

I. — Observations de malades, offrant dans leurs antécédents des tares organiques diverses.

Observation I

C. Q..., 52 ans, employé en pharmacie. Salle Devergie, nº 14. Entré le 28 avril 1893.

Bien portant d'habitude. Il y a deux ans, eut sans cause apparente des démangeaisons très vives sur les membres inférieurs et une poussée d'eczéma sur les jambes, qui dura un mois et demi environ.

Depuis quelques jours, travaillant dans une pharmacie à manier divers produits chimiques, il fut pris de lésions des mains et, deux ou trois jours après, extension au tronc et aux jambes.

Aux mains et aux avant-bras, placards confluents, irréguliers, recouverts de croûtes jaunâtres légèrement suintantes, assez épaisses à la périphérie ; vésicules petites avec rougeur.

Sur le tronc et sur les jambes, sont irrégulièrement disséminés des placards d'eczéma, rouges, avec de petites vésicules légèrement suintantes et quelques croûtes prurigineuses.

On prescrit des bains d'amidon et des applications de compresses d'eau bouillie sur les avant-bras.

6 mars. — Les lésions croûteuses des bras ont disparu ; il reste simplement des rougeurs. Sur le tronc et les jambes, diminution notable des lésions. Pommade de zinc.

Le 12. — Le malade sort, complètement guéri de ses lésions des bras, ayant encore quelques rougeurs prurigineuses sur la partie supérieure des cuisses et inférieure de l'abdomen.

Observation II

Léopold P..., 59 ans, teinturier. Salle Devergie, nº 21. Entré le 1ᵉʳ décembre 1893.

Antécédents héréditaires. — Père rhumatisant.

Antécédents personnels. — Le malade a souvent des douleurs articulaires, avec gêne des mouvements. En 1893, sans cause connue, il eut une poussée généralisée d'eczéma. Il n'exerçait pas encore à ce moment la profession de teinturier.

Deux ou trois ans après cet accident, il devint teinturier, et, depuis ce moment, tous les ans il présenta des lésions des mains, pour lesquelles il venait se faire soigner à la consultation de Saint-Louis. Ces lésions se guérissaient en trois semaines ou un mois par le repos et l'emploi de la pommade à l'oxyde de zinc. Il y a un mois, nouvelle poussée avec extension aux avant-bras.

Il se présente actuellement avec une dermatite eczématiforme et croûteuse, étendue sur la face dorsale des mains et aux avant-bras. Le prurit est assez marqué. On prescrit l'enveloppement avec des compresses, imbibées de phéno-salyl à 1/800.

8 décembre. — Les croûtes sont tombées, et le malade ne ressent plus de prurit. On cesse les enveloppements humides, et on commence l'emploi de la pommade à l'oxyde de zinc.

Le 15. — Le malade sort, guéri.

Observation III

Zulema G..., 15 ans, domestique. Salle Alibert, n° 39. Entrée le 28 avril 1893.

Dans les *antécédents personnels*, ganglions cervicaux dans l'enfance ; écoulements d'oreilles. Eczéma impétigineux de la face à l'âge de 8 ans.

Depuis un mois environ, elle travaille à laver la vaisselle et à faire la lessive de temps en temps ; depuis ce moment ont apparu des lésions sur les membres supérieurs.

Actuellement : sur les mains (face dorsale) et les avant-bras dermatose rouge vésiculaire, avec quelques croûtes au cou. Sur la partie supérieure du tronc et aux jambes, on trouve des lésions eczématiformes croûteuses, peu confluentes, mais assez nombreuses, et survenues depuis sept ou huit jours seulement.

Enveloppement des mains avec des compresses imbibées d'eau de son. Pommade de zinc sur le tronc.

3 mai. — On cesse les compresses, le suintement étant arrêté.

Le 10 — La malade sort, complètement guérie.

Observation IV

M..., imprimeur, 17 ans. Salle Devergie, n° 17. Entré le 9 juin 1893

Dans les *antécédents* : bronchites fréquentes, ganglions suppurés au cou vers l'âge de 8 ans.

Depuis cinq mois le malade est imprimeur et, depuis ce moment, il est atteint de lésions des membres supérieurs.

Sur les deux avant-bras et sur la face dorsale des deux mains, rougeurs eczématiformes, vésiculo-croûteuses, avec des croûtes jaunâtres peu épaisses. Prurit assez intense. Pas d'autres lésions sur le corps.

On prescrit l'enveloppement avec des compresses, imbibées de résorcine à 0 gr. 25 p. 100.

12 juin.— Lésions en voie de guérison, ne suintant plus; on ordonne la pommade de zinc.

Le 18. — Le malade sort, guéri complètement.

Observation V

Étienne G..., 30 ans, nickeleur. Salle Devergie, n° 18 *bis*. Entré le 7 juillet 1893.

Antécédents héréditaires. — Père mort tuberculeux.

Antécédents personnels. — Dans l'enfance, ganglions tuberculeux du cou, ayant laissé des cicatrices nombreuses.

Depuis un an, le malade exerce la profession de nickeleur et, au début, il eut sur les mains une poussée d'eczéma, pour laquelle il fut traité à Saint-Louis, et dont il guérit rapidement.

Depuis une quinzaine de jours, ces lésions ont reparu, sans que le malade signale d'autres causes que sa profession.

Sur la face dorsale des mains, sur les doigts, et aux avant-bras, on constate une dermite intense avec rougeur, suintement et sensation de prurit; par points on voit des vésicules assez volumineuses, blanchâtres.

Enfin, on note des croûtes assez abondantes, épaisses, jaunâtres et impétiginiformes.

Au niveau du scrotum, lésions analogues, mais moins intenses, survenues huit ou dix jours après le début de celles des mains.

Enveloppement avec compresses, imbibées d'eau résorcinée à 0 gr. 25 p. 100.

12 juillet. — Toutes les croûtes sont tombées, le suintement a disparu à peu près complètement. Pommade à l'oxyde de zinc.

Le 20. — Le malade sort, complètement guéri.

OBSERVATION VI

Augustine D..., 33 ans, blanchisseuse. Salle Alibert, n° 10. Entrée le 23 mars 1894.

Antécédents personnels. — Bronchite grippale il y a trois ans. Aucune autre affection.

On trouve des signes d'éthylisme : tremblement des doigts, cauchemars, crampes. La malade avoue d'ailleurs prendre de l'alcool tous les jours.

Il y a trois jours, ayant tenu ses bras dans l'eau froide pendant deux ou trois heures, elle fut prise ensuite d'une démangeaison intolérable à la face interne des poignets ; puis rapidement survint de la rougeur et, depuis hier, des lésions eczématiformes.

Actuellement : sur la face dorsale des mains et sur les avant-bras, surtout au niveau de leur bord interne, lésions papuleuses rouges avec des placards vésiculeux, suintants, dont quelques-uns sont déjà recouverts de croûtelles. Aucune autre lésion sur le reste des téguments.

On prescrit : enveloppement avec des compresses, imbibées d'eau de camomille.

27 mars. — Les placards ne suintent plus. Le prurit a disparu.

Le 31. — La malade sort, guérie.

OBSERVATION VII

Victor D..., 42 ans, peintre. Salle Devergie, n° 35. Entré le 7 juillet 1893.

Le malade ne signale aucune affection grave dans ses *antécédents*, mais avoue des habitudes d'éthylisme, ne se traduisant que par une dyspepsie assez marquée.

Depuis deux ans qu'il exerce le métier de peintre, il a toujours eu des lésions eczématiformes sur les avant-bras, mais jamais rien sur le reste du corps.

Actuellement : sur le tiers inférieur des avant-bras et un peu sur la face dorsale des mains, lésions eczématiformes disséminées, sèches, avec de petites croûtes peu épaisses, grisâtres. A la paume des mains, la peau est sèche et présente des fissures et un épaississement notable. Aucune autre lésion sur le reste des téguments.

On prescrit l'enveloppement avec des compresses, imbibées d'eau bouillie.

15 juillet. — Il n'existe plus du tout de croûtes, et le malade est presque guéri. On ne voit plus qu'une rougeur diffuse sur les parties malades. Pommade à l'oxyde de zinc.

Le 18. — Le malade sort, guéri.

Observation VIII

P..., 38 ans, marchand de vins. Salle Devergie, n° 12. Entré le 3 février 1893.

Antécédents héréditaires. — Nuls.

Antécédents personnels. — Éthylisme avec crampes des mollets, cauchemars fréquents et dyspepsie, accompagnée de pituites le matin.

Il y a un an, ayant commencé à mettre ses mains dans l'eau pour laver les verres, il eut une éruption d'eczéma sur les mains ; cette éruption dura trois semaines, et fut traitée à la consultation de l'hôpital par la pommade à l'oxyde de zinc.

Il y a quinze jours environ, le malade, qui avait repris son métier, vit survenir sans cause apparente sur les mains et les avant-bras l'éruption que l'on observe actuellement.

Il fit des applications de pommade de zinc, prise chez un pharmacien, mais les lésions ne se guérirent pas. Il se frictionna alors avec de l'alcool camphré, qui amena une vive irritation.

Actuellement : sur les deux mains, à leur face dorsale, et sur les deux avant-bras jusqu'aux coudes, on observe des lésions de dermite, avec des croûtes jaunâtres, peu épaisses.

A la périphérie des lésions, petits placards de vésicules eczématiformes irréguliers.

Dans le pli inguino-scrotal gauche, et à la racine de la cuisse, on note deux ou trois lésions impétiginiformes, avec des croûtes peu épaisses, jaunâtres.

Traitement. — Application de compresses de tarlatane, imbibées d'eau bouillie.

12 février. — Les croûtes sont complètement tombées, et la rougeur a beaucoup diminué. On cesse les applications humides, et on prescrit des applications de pommade à l'oxyde de zinc.

Le 17. — Le malade sort, complètement guéri.

Observation IX

Anna G..., 58 ans, blanchisseuse. Salle Alibert, n° 35. Entrée le 7 avril 1893.

La malade ne signale pas d'affection aiguë dans les *antécédents.* Elle avoue des habitudes d'éthylisme et présente un tremblement manifeste des mains, avec rêves professionnels et cauchemars fréquents.

Début de la maladie, il y a un mois, par la main gauche, à la suite de lessives avec le carbonate de soude.

Les lésions se sont étendues rapidement à l'autre membre et ont gagné les deux avant-bras.

Actuellement : lésions surtout marquées à gauche, sur le dos des mains et sur l'avant-bras. Rougeurs avec lésions papuleuses et vésiculeuses ; quelques croûtes. Sur l'avant-bras gauche et la face interne du bras, quelques traînées de lymphangite. Ganglions de l'aisselle engorgés, douloureux. Aux genoux et aux deux jambes, quelques inoculations secondaires sous forme de petites lésions impétiginiformes.

Compresses de sublimé à 1/2000.

10 avril. — Croûtes tombées. On prescrit de la vaseline légèrement boriquée sur les bras.

Le 12. — Disparition complète de la lymphangite, mais ganglions encore engorgés.

Le 20. -- La malade sort, guérie.

Observation X

Victor G..., 21 ans, plongeur. Salle Devergie, n° 5. Entré le 20 janvier 1893.

Le malade ne signale rien de particulier dans ses *antécédents ;* un peu d'éthylisme cependant.

Depuis un an qu'il exerce la profession de plongeur, il a des lésions des mains ; mais, il y a huit jours, sans cause apparente, augmentation subite des lésions.

Actuellement : on observe, sur les faces dorsales des mains et les parties inférieures des avant-bras, des lésions eczématiformes avec rougeurs et vésicules abondantes; quelques croûtes jaunâtres. En quelques points, il y a des pustules. Prurit assez intense.

Sur le cou et les cuisses, on trouve des inoculations, disséminées assez abondantes, impétiginiformes.

Enveloppement des mains avec compresses, imbibées d'eau bori· quée. Sur les cuisses et le cou, vaseline boriquée.

1er février. — Les croûtes sont tombées, il persiste de la rougeur et du prurit. Pommade à l'oxyde de zinc.

Le 8. — Le malade sort, complètement guéri.

Observation XI

Michel M..., 21 ans, garçon de lavoir. Salle Devergie, n° 45. Entré le 11 août 1893.

Rien à noter dans les *antécédents*, sauf éthylisme très net; le malade avoue lui-même de fréquents excès d'absinthe, et présente un tremblement digital très marqué.

Il y a deux mois, il commença à exercer la profession de garçon de lavoir et, peu de temps après, il vit apparaître les lésions pour lesquelles il entre à l'hôpital.

Sur le dos des mains, les faces dorsales et latérales des doigts et autour des poignets, les téguments sont rouges, tuméfiés, couverts de gerçures et de croûtes épaisses, jaunâtres ; en certains points, petits éléments pustuleux. Ailleurs, on observe un certain degré de lichénisation.

A l'épaule droite, sur laquelle il reposait les paquets de linge mouillé, un placard grand comme la paume de la main, eczématiforme, avec un aspect légèrement quadrillé, qui le rapproche des plaques de lichen. Prurit marqué.

Traitement. — Compresses d'eau bouillie sur les mains. Glycérolé tartrique sur le placard de l'épaule.

15 août. — Les croûtes des mains sont tombées, il y a moins de prurit et moins de rougeurs. On prescrit la pommade de zinc et on continue le glycérolé tartrique sur l'épaule.

Le 24. — Le malade sort, complètement guéri de ses mains ; à l'épaule il persiste un peu de rougeur.

Observation XII

Marie M..., 40 ans, blanchisseuse. Salle Alibert, n° 22 *bis*. Entrée le 3 février 1893.

Dans les *antécédents personnels*, douleurs rhumatismales dans les grandes articulations, revenant assez souvent.

Éthylisme assez marqué ; il existe un tremblement assez intense et fréquemment des rêves professionnels.

Depuis une huitaine de jours, lésions sur les deux avant-bras.

Actuellement : sur les avant-bras, à leurs deux faces et remontant jusqu'aux coudes, on trouve des placards confluents de croûtes jaunâtres, assez épaisses.

En certains points, ces croûtes sont tombées, laissant à nu des surfaces rouges, suintantes.

Sur le dos des mains, quelques placards croûteux, mais peu étendus, et ne descendant pas jusqu'aux racines des doigts.

Sur les racines des cuisses, des deux côtés, sur les flancs et la partie antérieure de l'abdomen, on trouve des placards peu étendus, mais assez nombreux, impétiginiformes, avec des croûtes jaunâtres, assez épaisses. Applications de compresses imbibées d'eau bouillie.

9 février. — Les croûtes sont complètement tombées. On prescrit la pommade à l'oxyde de zinc.

Le 17. — La malade sort, complètement guérie des lésions des membres supérieurs. Sur la racine des cuisses, il persiste encore quelques rougeurs, légèrement prurigineuses.

Observation XIII

Elisabeth D..., 85 ans, domestique. Salle Alibert, n° 15. Entrée le 5 novembre 1893.

Dans les *antécédents personnels*, on trouve de fréquentes attaques de rhumatismes, qui ont laissé des déformations articulaires. Les doigts sont noueux, et leurs articulations renflées.

Depuis vingt ans, la malade est domestique, et chaque fois qu'elle a fait la lessive en se servant de carbonate de soude et d'eau de savon, elle a eu des atteintes de dermatose sur les mains.

Il y a trois semaines, à la suite d'une lessive, eczéma des mains et, peu de jours après, apparition de lésions sur les cuisses.

Actuellement : sur la face dorsale des mains et sur les avant-bras, surtout à leur partie postérieure, dermatite avec rougeurs et croûtes sèches, grisâtres, peu épaisses, en placards disséminés. Sur la face interne des cuisses, quelques petits placards impétigini-formes.

On prescrit l'enveloppement avec des compresses, imbibées de phéno-salyl à 1/800.

10 novembre. — Croûtes disparues, rougeur diminuée. Oxyde de zinc. Le phéno-salyl n'a donné aucune irritation.

Le 16. — La malade sort, complètement guérie.

OBSERVATION XIV

Anne G..., 58 ans, blanchisseuse. Salle Alibert, n° 11. Entrée le 15 septembre 1893.

Antécédents héréditaires. — Nuls.

Antécédents personnels. — Plusieurs attaques de rhumatisme articulaire, douleurs fréquentes dans les jointures. La malade présente des déformations très marquées des articulations des doigts

Elle n'a jamais eu de lésions des mains en exerçant sa profession. Il y a quinze jours environ, ayant eu à laver du linge, souillé par une personne ayant des ulcérations, elle vit apparaître des rougeurs sur les mains; elle se traita par l'eau phéniquée, mais sans aucune amélioration.

Actuellement : sur le dos des mains et sur toute l'étendue des avant-bras, lésions eczématiformes rouges avec des vésicules petites, confluentes et, par places, des placards de croûtes impétigi-niformes.

Sur la cuisse gauche et sur les jambes, trois ou quatre lésions impétiginiformes, avec des traces de grattage disséminées. On prescrit l'enveloppement avec des compresses imbibées d'eau bouillie.

20 septembre. — Croûtes disparues ; il persiste des rougeurs, mais plus de suintement ; on prescrit la pommade à l'oxyde de zinc.

3 octobre. — La malade sort, complètement guérie.

Observation XV

Adèle M..., 52 ans, domestique. Salle Alibert n° 15. Entrée le 24 mars 1893.

A 35 ans, attaque de rhumatisme articulaire aigu ; depuis, deux ou trois atteintes, mais moins accentuées.

Employée à faire la lessive, elle eut en 1862 une poussée d'eczéma sur les mains.

En 1881, dans des conditions analogues, une poussée identique.

Depuis sept ou huit jours, ayant lavé son linge, elle présente des lésions sur les deux avant-bras et sur la partie supérieure de la face dorsale des mains. Placards irréguliers, rougeâtres, avec des vésicules petites ; en quelques points, petites croûtelles jaunâtres.

Application de compresses, imbibées d'eau bouillie.

5 avril. — Les lésions sont presque complètement guéries, elles ne suintent plus du tout. Pommade de zinc.

Le 10. — La malade sort, complètement guérie.

Observation XVI

Édouard B..., maçon, 54 ans. Salle Devergie, n° 15. Entré le 20 août 1893.

Deux ou trois attaques de rhumatisme articulaire aigu vers l'âge de 30 ans ; depuis, fréquentes douleurs aux doigts de pied et aux genoux.

Depuis vingt-cinq ans, le malade a des lésions des membres supérieurs. Au début de l'affection, il était peintre, et les lésions des bras s'étendirent à tout le corps, sous forme d'une poussée eczémateuse qui dura plusieurs semaines.

Il quitta son métier pour celui de maçon ; mais le contact du ciment et du mortier entretint les lésions des mains, qui n'ont jamais été guéries complètement.

Il y a un mois et demi, il eut, sans cause appréciable, une poussée généralisée, analogue à la première, et qui n'est pas encore complètement guérie.

Actuellement : Sur les avant-bras, on trouve une peau sèche, rugueuse, et à leur partie inférieure on trouve de l'infiltration avec des fissures, quelques croûtes, et une lichénisation très nette des téguments.

Sur la face dorsale des mains et sur les phalanges, on voit aussi des lésions eczématiformes, avec sécheresse, fissures et lichénisation ; à la face palmaire, il y a des vésicules dyshidrosiformes.

Sur la face dorsale des deux pieds et la partie inférieure des jambes, lésions eczématiformes rouges, avec des croûtes peu épaisses, jaunâtres.

Le malade ressent de vives démangeaisons aux points atteints.

Il a été soigné par des bains d'amidon et des gants de caoutchouc ; arsenic à l'intérieur.

On prescrit l'enveloppement humide avec de l'eau de camomille ; sur les pieds et les mains.

19 septembre. — Croûtes complètement tombées ; on ordonne la pommade de zinc.

6 octobre. — Le malade sort, à peu près guéri.

OBSERVATION XVII

Victorine Ch..., 49 ans, blanchisseuse. Salle Alibert, n° 14. Entrée le 1er septembre 1893.

Dans ses *antécédents :* rhumatismes articulaires, ayant atteint trois fois les genoux, et ayant évolué d'une façon aiguë pendant trois semaines à un mois chaque fois. Nervosisme assez marqué.

Il y a trois mois, elle fut atteinte de lésions des mains, pour lesquelles elle se fit soigner à la consultation de Saint-Louis, tout en continuant de laver de temps en temps.

Le *traitement* consistait en des applications de pommade de zinc ; au bout d'un mois et demi environ, disparition à peu près complète de ces lésions.

Il y a quinze jours, elles recommencèrent avec plus d'intensité qu'à la première atteinte et, depuis une huitaine de jours, elle présente des lésions sur les jambes.

On observe sur les mains et sur la face postérieure des avant-bras des placards rouges, vésiculeux, avec des croûtes jaunâtres assez épaisses, confluentes. La malade ressent en ces points un prurit marqué et une sensation de cuisson.

Sur la jambe droite, on trouve trois ou quatre placards, grands comme des pièces de cinq francs, mal. limités, eczématiformes et suintants, avec quelques croûtes. On en trouve également deux ou trois à la région præ-sternale. Prurit assez intense en ces points.

Application d'eau de camomille sur les parties malades.

6 septembre. — Croûtes tombées, diminution de la rougeur ; le prurit persiste. Pâte de zinc.

Le 19. — La malade sort guérie ; il ne persiste qu'un léger prurit sur les avant-bras.

Observation XVIII

Julie D..., 15 ans, domestique. Salle Alibert, n° 8. Entrée le 18 août 1893.

Antécédents héréditaires. — Nuls.

Dans les *antécédents personnels :* attaques nerveuses avec perte de connaissance survenues depuis deux ans, cinq ou six fois dans l'année à la suite d'émotions. Aucune autre particularité à signaler.

Depuis qu'elle est domestique, elle manie souvent des liquides irritants : eau de vaisselle, eau de savon, carbonate de soude.

Depuis un mois, elle porte sur les mains des lésions, qui, dans ces derniers jours, se sont étendues et ont atteint la face.

Sur la face dorsale de la main droite, on trouve un vaste placard croûteux, jaunâtre, impétiginiforme. Des éléments analogues existent sur la face dorsale des doigts, et on y voit en outre quelques vésico-pustules blanchâtres.

Sur l'avant-bras droit, remontant jusqu'au coude, des placards disséminés assez abondants, irréguliers, dont les uns sont rouges et papuleux ; les autres sont recouverts de croûtes impétigineuses.

Au pli du coude, un placard assez étendu d'érythème ; ganglions de l'aisselle légèrement augmentés de volume. Sur le membre supérieur gauche, on trouve des lésions semblables, mais moins abondantes.

Sur la face, au niveau des joues, au menton et à la partie inférieure des oreilles, on trouve des placards irréguliers, non confluents, et recouverts de croûtes jaunâtres impétiginiformes. Prurit assez intense. Autour du cou quelques petits placards d'érythème.

La malade présente une séborrhée sèche, abondante du cuir chevelu.

Sur la face, cataplasmes de fécule de pommes de terre; sur les membres, compresses imbibées d'eau bouillie.

22 août. — Les croûtes sont tombées. On prescrit de la pommade à l'oxyde de zinc.

5 septembre. — La malade sort, complètement guérie.

OBSERVATION XIX

Jeanne X..., 46 ans, domestique. Salle Alibert, nᵒ 39. Entrée le 15 février 1893.

Dans les *antécédents*, on ne trouve à signaler qu'un nervosisme assez marqué, mais n'ayant jamais amené d'attaques nerveuses. Aucune maladie grave. Aucune affection cutanée.

Il y a quinze jours, à la suite d'un lavage dans l'eau de carbonate de soude, elle vit débuter sur les bras des rougeurs prurigineuses, qui ont augmenté progressivement depuis. Ces lésions se sont éten- dues depuis quelques jours au cou et à la partie supérieure de la poitrine.

Actuellement : sur la face dorsale des deux mains, et sur la moitié inférieure de la face dorsale des deux avant-bras, placards croûteux étendus, irréguliers, avec croûtes jaunâtres, assez épaisses ; à la périphérie, rougeur avec petites vésicules.

Sur le cou et sur la partie supérieure de la poitrine, on voit de vastes placards eczématiformes, irréguliers, rouges, suintants, vési- culeux et recouverts de quelques croûtes en plusieurs points.

On prescrit la pommade de zinc sur le cou et la poitrine, et l'appli- cation de compresses, imbibées d'eau de camomille sur les avant- bras.

23 février. — Les croûtes des avant-bras sont complètement tom- bées; on applique sur ces régions la pommade à l'oxyde de zinc.

Le 28. — Les lésions des avant-bras ont à peu près complètement disparu.

5 mars. — Il n'y a plus trace de lésions sur les avant-bras et les

C.   6 mains. Sur le cou, encore quelques lésions eczématiformes prurigineuses. On continue la pommade de zinc.

Le 17. — La malade sort, complètement guérie.

OBSERVATION XX

Louise C..., 35 ans, domestique. Salle Alibert, n° 33. Entrée le 31 mars 1893.

La malade a un certain degré de nervosisme et raconte avoir eu deux ou trois fois des pertes de connaissance. Aucune maladie grave dans les antécédents.

Il y a deux ans, à la suite d'une lessive, elle eut de l'eczéma sur les mains, et fut soignée avec une pommade au citron, la vaseline boriquée et les bains d'amidon.

Elle ne fut guérie qu'au bout de deux mois.

Depuis un mois et demi environ, à la suite de lessives, elle présente des lésions sur les mains.

Sa main droite est atteinte dans toute sa partie dorsale, l'avant-bras aussi, sur une hauteur de 7 à 8 centim. A gauche, les lésions occupent les mêmes sièges, mais sont plus restreintes et moins intenses; ce sont des placards eczématiformes, avec des croûtes grisâtres peu suintantes.

On ne trouve aucune autre lésion cutanée sur le reste des téguments.

Application de cataplasmes d'amidon cuit, renouvelés deux fois par jour.

6 avril. — Les croûtes sont tombées et ont laissé des surfaces rouges peu suintantes. Application de la pommade de zinc.

Le 21. — La malade sort, complètement guérie.

OBSERVATION XXI

Joséphine N..., 22 ans, domestique. Salle Alibert, n° 15. Entrée le 11 août 1893.

Antécédents personnels. — Nervosisme assez marqué.

Dès que la malade se mit, il y a quatre mois, à laver et à se servir du carbonate de soude, elle vit survenir sur les mains et sur les bras une poussée eczématiforme, et se soigna par les cataplasmes et la poudre d'amidon.

Ces lésions durèrent trois mois, et, dès qu'elles furent guéries, la malade reprit ses occupations.

Il y a huit jours, à la suite d'une lessive, pour laquelle elle se servit de carbonate de soude, les lésions reparurent.

Actuellement : on trouve sur la face dorsale des phalanges, sur le dos des mains et aux avant-bras jusqu'aux coudes, des lésions disposées à peu près symétriquement. Elles ont l'aspect d'une dermite suintante, ayant donné lieu à la production de croûtes assez épaisses, jaunâtres. Sur la base du cou et sur la face, au niveau des joues, on observe plusieurs inoculations secondaires, d'aspect impétiginiforme.

Compresses d'eau bouillie. Vaseline boriquée sur la face.

15 août. — Croûtes tombées, lésions très améliorées ; on prescrit la pommade de zinc.

Le 25. — La malade sort, complètement guérie.

OBSERVATION XXII

Amélie L..., 18 ans, blanchisseuse. Salle Alibert, n° 12. Entrée le 1er septembre 1893.

Antécédents personnels. — Nervosisme très marqué ; la malade raconte qu'elle s'émotionne facilement et qu'elle a eu des attaques de nerfs assez souvent, avec perte de connaissance, et quelquefois des convulsions.

Il y a trois mois, elle a commencé à être employée pour la lessive, et presque aussitôt elle vit survenir sur les membres supérieurs des lésions, qui ne se guérirent pas, malgré des applications de glycérine.

Actuellement : sur la face dorsale des deux mains et sur toute l'étendue des avant-bras, remontant jusqu'aux coudes, lésions eczématiformes, rougeurs, infiltrations de la peau, petites vésicules confluentes et par places placards croûteux et jaunâtres.

On trouve aussi des excoriations, dues au grattage ; sur les jambes, surtout à gauche, plusieurs inoculations impétiginiformes, jaunâtres. On note aussi sur les membres inférieurs des excoriations, sous forme de coups d'ongles.

Enveloppement des membres supérieurs avec des compresses imbibées d'eau bouillie. Sur les jambes, vaseline boriquée.

7 septembre. — Suintement disparu. Les croûtes sont tombées. On prescrit la pommade à l'oxyde de zinc.

Le 17. — La malade sort guérie ; il n'y a plus que quelques rougeurs, peu étendues sur les avant-bras.

OBSERVATION XXIII

Marie. L ... 24 ans, domestique. Salle Alibert, n° 30. Entrée le 6 octobre 1893.

Dans les *antécédents*, nervosisme très marqué. La malade signale de nombreuses attaques avec perte de connaissance, survenant à la suite d'émotions, même légères.

L'affection a débuté, il y a deux mois, à la suite de lessives fréquentes.

Actuellement : éruption eczématiforme sur les membres supérieurs, jusqu'à la moitié inférieure des bras, les lésions étant surtout marquées sur la face dorsale des mains, où elles sont très croûteuses.

Depuis deux ou trois jours, l'éruption s'est montrée aux deux jambes, sous forme de placards rouges, vésiculeux et suintants. Le prurit est très intense.

On prescrit l'enveloppement des membres supérieurs dans des compresses imbibées d'eau bouillie, et la pommade à l'oxyde de zinc sur les jambes.

15 octobre. — Le prurit a disparu et les croûtes des avant-bras sont tombées ; suppression des enveloppements humides et pommade à l'oxyde de zinc.

10 novembre. — La malade sort à peu près complètement guérie.

II. — **Observations de malades, ayant présenté un accident à évolution aiguë avant l'apparition de la dermatose.**

Observation XXIV

Marie S..., 52 ans, blanchisseuse. Salle Alibert, n° 33. Entrée le 26 mai 1893.

La malade n'a rien à signaler dans ses *antécédents personnels*.

Il y a quinze jours, elle vit survenir sur les mains des lésions, qui se sont étendues depuis.

A ce moment, elle avait depuis quatre à cinq jours un peu d'embarras gastrique avec céphalalgie, langue sale, nausées, constipation.

Actuellement : les lésions occupent la face dorsale des deux mains, les avant-bras et un peu la partie inférieure des bras. Elles sont représentées par des croûtes, jaunâtres, assez épaisses et, à leur bordure, par des lésions, rouges, vésiculeuses, suintantes.

A la partie antérieure du thorax, on voit quelques inoculations secondaires, sous forme de petits placards disséminés, impétiginiformes.

Sur les membres, application de compresses, imbibées de résorcine à 0 gr. 25 p. 100 ; sur le tronc, vaseline boriquée.

2 juin. — Croûtes complètement tombées ; suintement arrêté ; on ordonne la pommade de zinc.

Le 9. — La malade sort guérie.

Observation XXV

Élise K..., 65 ans, blanchisseuse. Salle Alibert, n° 25. Entrée le 6 octobre 1893.

Antécédents personnels. — Nervosisme très marqué. La malade a eu des attaques nerveuses dans sa jeunesse.

Depuis plusieurs mois, elle exerce la profession de blanchisseuse. Il n'y a qu'une quinzaine de jours, qu'elle présente des lésions cutanées. L'affection débuta par les mains et les avant-bras, puis elle s'est étendue secondairement à la face et au cou. Depuis dix ou quinze jours, la malade travaillait beaucoup et avait une fatigue générale avec douleurs lombaires, somnolence diurne, anorexie, et langue sale.

Actuellement : sur les mains (face dorsale) et les avant-bras, d'une façon symétrique, placards rouges, présentant par places un certain degré de lichénisation et, dans d'autres endroits, des croûtes jaunâtres, épaisses.

Sur la face et le cou, on note une rougeur de la peau, avec de petites vésicules confluentes, suintant par places et excoriées en plusieurs points. Prurit extrêmement intense.

On prescrit des pulvérisations d'eau boriquée sur la face et le cou, et l'enveloppement avec des compresses, imbibées d'eau boriquée à 1 p. 100 sur les mains.

10 octobre. — La malade va mieux et n'a plus de croûtes. Continuation du traitement.

Le 15. — Les lésions ne suintent plus ; on prescrit la pommade de zinc.

Le 27. — La malade sort, complètement guérie.

Observation XXVI

Joséphine B..., 47 ans, blanchisseuse. Salle Alibert, nº 17. Entrée le 29 septembre 1893.

Antécédents personnels. — Douleurs articulaires fréquentes, nervosisme se traduisant par des émotions, par des peurs fréquentes. Cependant, pas de grandes attaques ni de syncopes.

Il y a huit jours, excès de travail ; depuis, fatigue générale très marquée ; début sur les avant-bras de taches rouges, qui se sont accrues progressivement, et ont donné rapidement les lésions que l'on observe actuellement. Les deux avant-bras sont pris jusqu'aux coudes, ainsi que la face dorsale des mains.

Ces régions sont recouvertes de croûtes jaunâtres, épaisses, suintantes ; à la périphérie, rougeur suintante.

Sur le cou, trois ou quatre petits placards eczématiformes, survenus depuis deux ou trois jours. Prurit assez intense.

Traitement. — Enveloppement dans des compresses imbibées d'eau résorcinée à 0 gr. 25 p. 100.

3 octobre. — Croûtes complètement tombées, rougeur, plus de suintement. Pommade à l'oxyde de zinc.

Le 13. — Sortie guérie.

Observation XXVII

Marie S..., 45 ans, blanchisseuse. Salle Alibert, n° 13. Entrée le 10 octobre 1893.

Dans les *antécédents*, aucune maladie grave à signaler; mais la malade est une nerveuse. De son propre aveu, très émotive, elle a eu souvent des syncopes et des crises nerveuses, sous l'influence d'émotions un peu vives.

Il y a trois mois, ayant eu beaucoup de travail pendant plusieurs jours, avec fatigue générale très marquée, elle vit commencer sur les avant-bras des lésions eczématiformes, qu'elle traita par des bains de son et d'amidon; mais elle continuait à laver de temps en temps et les lésions restèrent stationnaires.

Il y a cinq jours, sans qu'on puisse trouver de cause apparente, survint une poussée s'étendant aux membres inférieurs et aux parties inférieures du tronc.

Actuellement : les mains (face dorsale) et les deux avant-bras, surtout la face antérieure, sont recouverts de placards confluents, eczématiformes, rouges, suintants, avec quelques croûtes jaunâtres.

Sur les bras, on trouve également deux placards, mais plus discrets. Sur les jambes, les cuisses, les fesses et la partie inférieure de l'abdomen, nombreux placards rouges, suintants, vésiculeux, avec des croûtes par places, lésions disposées à peu près symétriquement; prurit très intense sur tous les points atteints.

Traitement. — Enveloppement avec des compresses, imbibées d'eau de camomille. Sur le tronc, vaseline.

8 septembre. — Les croûtes sont tombées, le suintement a presque complètement disparu. Pommade à l'oxyde de zinc.

Le 20. — La malade sort, complètement guérie; il ne reste que de légères rougeurs sur les cuisses.

Observation XXVIII

Joséphine V..., 48 ans, blanchisseuse. Salle Alibert, n° 12. Entrée le 15 octobre 1893.

Antécédents personnels. — Une entérite de cause inconnue à 25 ans. Depuis, bien portante, jamais d'affection cutanée. Nervosisme assez marqué. Elle exerce sa profession depuis vingt ans.

Il y a une quinzaine de jours, vive contrariété et colère violente au moment des règles qui se suspendirent ; peu après apparition de lésions sur les mains et les avant-bras.

Depuis quatre ou cinq jours, nouvelles lésions sur les épaules et le cou.

Actuellement : sur toute l'étendue des avant-bras et un peu sur la face dorsale, on trouve des placards rouges, avec quelques petites vésicules, mais surtout des croûtelles grisâtres sèches. Sur le cou et les épaules, quelques petites lésions eczématiformes irrégulièrement disséminées. On trouve aussi en ces points quelques papules excoriées.

Prurit très intense sur les parties malades.

Sur les avant-bras, compresses imbibées d'une solution de phéno-salyl à 1/700. Sur les autres lésions, pommade de zinc.

30 octobre. — Aucune irritation sur les avant-bras, les lésions y sont en voie de guérison. On prescrit la pommade de zinc.

5 novembre. — La malade sort, complètement guérie.

Observation XXIX

Joséphine V..., 48 ans, blanchisseuse. Salle Alibert, n° 20. Entrée le 27 octobre 1893.

Dans les *antécédents*, deux ou trois attaques de rhumatismes articulaires survenues entre 20 et 30 ans.

Il y a trois mois, vive contrariété, suivie d'une brusque suppression des règles au second jour de l'époque menstruelle. Trois ou quatre jours après, début de lésions sur les mains.

Ces lésions sont restées à peu près stationnaires, la malade ne les soignant pas. Il y a huit jours, à la suite d'une colère, elles ont augmenté subitement.

Actuellement : on trouve des placards assez étendus de dermatose eczématiforme avec des croûtes sur la totalité des avant-bras et la face dorsale des mains.

Sur le bras gauche, légères traînées de lymphangite, avec engorgement des ganglions axillaires. Sur les cuisses et les jambes, deux ou trois inoculations impétiginiformes. Prurit très intense.

On prescrit l'enveloppement avec des compresses, imbibées de phéno-salyl à 1/800.

2 novembre. — La lymphangite a disparu, les croûtes sont tombées et le suintement est nul ; pommade à l'oxyde de zinc.

Le 12. — La malade sort, guérie.

Observation XXX

Pierre S..., planeur sur métaux. Salle Devergie, n° 22. Entré le 9 janvier 1894.

Dans les *antécédents personnels*, attaques de rhumatisme et douleurs de sciatique.

Il y a trois mois, le malade eut des douleurs articulaires, le forçant à garder le lit pendant quinze jours environ.

Trois semaines après, apparition de lésions sur les mains.

Actuellement, à la partie inférieure des avant-bras et à la face dorsale des mains, d'une manière symétrique : lésions rouges, eczématiformes en placarts confluents. En plusieurs points, croûtes peu épaisses.

Prurit assez marqué, existant aussi sur les faces latérales du cou et au scrotum, où se voient aussi quelques lésions papuleuses rouges.

Bains d'amidon. Enveloppement des mains avec des compresses, imbibées de phéno-salyl à 1/800.

Le 15 — Suppression des compresses, les croûtes étant tombées et le suintement ayant beaucoup diminué. Pommade de zinc.

Le 20. — Sort complètement guéri.

Observation XXXl

Barbe S..., 31 ans, blanchisseuse. Salle Alibert, n° 40. Entrée le 15 décembre 1893.

Dans les *antécédents personnels*, fièvre typhoïde en 1887, variole en 1891.

Elle a eu cinq grossesses normales, mais pendant lesquelles elle eut toujours de l'acné de la face.

Il y a un an, elle commença son métier de blanchisseuse et, pendant sept mois, l'exerça sans aucun inconvénient. Étant enceinte, il y a trois mois, elle vit apparaître vers la cinquième semaine de sa grossesse, des lésions d'eczéma sur ses mains et ses avant-bras. Elle ne suivit aucun traitement.

Actuellement, elle offre, sur les faces dorsales des mains et sur les deux avant bras, des placards eczématiformes, croûteux, prurigineux et confluents. Au bras droit, au niveau du pli du coude, plaques de lymphangite superficielle, engorgement léger des ganglions axillaires. Sur les bras, quelques papules de prurigo, excoriées par le grattage.

Pansement au sublimé à 1/2000 sur les avant-bras.

15 décembre. — La lymphangite a disparu. Les placards d'eczéma sont améliorés ; les croûtes sont tombées, le prurit diminue. Pommade de zinc.

Le 29. — La malade sort, à peu près complètement guérie.

Observation XXXII

Marie S..., domestique. Salle Alibert, n° 12. Entrée le 23 février 1894.

Il y a six mois, fièvre typhoïde, soignée à l'Hôtel-Dieu.

Il y a un mois, angine aiguë ayant duré huit jours. A la suite de cette angine, la malade, qui lavait souvent au carbonate de soude, vit survenir des lésions aux mains ; elle les traita par la pommade boriquée, la poudre et les bains d'amidon.

Il y a trois jours, sans cause apparente, l'éruption s'est étendue sur les téguments.

Actuellement, sur la face dorsale des mains et la partie inférieure des avant-bras, d'une façon symétrique, éruption de vésicules, petites et confluentes, qui ont donné naissance, au niveau des poignets, à des placards irréguliers de croûtes brunâtres.

Sur le reste du corps, lésions irrégulièrement disséminées, de petites vésicules eczématiformes, dont quelques-unes excoriées par le grattage. Mêmes lésions à la face interne des cuisses. Sur le cou et la face, éruption très abondante. Prurit intense.

Traitement. — Compresses de phéno-salyl à 1/800.

1er avril. — Pommade à l'oxyde de zinc et douches tempérées.

Le 5. — Elle sort améliorée, mais se plaint encore de légères démangeaisons au niveau des poignets.

III. — **Observations de malades sans antécédents morbides antérieurs et dont la dermatose est survenue dès le début de la profession.**

Observation XXXIII

Thérèse S..., 31 ans, domestique. Salle Alibert, n° 16. Entrée le 22 mars 1893.

La malade ne présente rien de particulier dans les *antécédents*.

Depuis six mois elle est occupée à laver la vaisselle et, depuis ce temps, elle présente des lésions prurigineuses sur le dos des mains ; ayant été obligée de s'arrêter dans son travail, elle dut le reprendre il y a quatre jours et, le lendemain, elle eut une poussée, pour laquelle elle entre à l'hôpital.

Sur les deux avant-bras et la face dorsale des deux mains, placards impétiginiformes, avec des croûtes suintantes assez épaisses, jaunâtres.

Sur les bras quelques traces de lymphangite.

A la main gauche, près de la naissance des doigts, une petite plaque lichénoïde.

La malade se gratte surtout au cou et à la figure, où elle s'est fait quelques inoculations impétigineuses.

On prescrit des compresses d'eau bouillie.

27 mars. — Croûtes tombées. Pommade de zinc.

Le 31. — La malade sort en bonne voie, à peu près complètement guérie.

Observation XXXIV

Jeanne M..., 32 ans, domestique. Salle Alibert, n° 42. Entrée le 3 février 1893.

Antécédents héréditaires. — Nuls.

Antécédents personnels. — Nuls.

Depuis une quinzaine de jours, la malade lave son linge elle-même et le savonne ; depuis ce moment, elle a vu commencer des lésions des mains, qui se sont accrues progressivement.

Actuellement, sur le dos des mains et la face dorsale et externe des deux avant-bras, remontant jusqu'à la moitié de leur hauteur et d'une façon à peu près symétrique, on trouve des placards irréguliers, recouverts de croûtes jaunâtres assez épaisses ; sur la face dorsale de la main et sur les phalanges, on rencontre quelques lésions vésiculeuses, eczématiformes.

Aucune autre lésion.

On prescrit l'application de compresses de tarlatane, imbibées d'eau bouillie.

20 février. — Les croûtes sont tombées, et ont laissé une surface rougeâtre, qui ne suinte presque plus. On cesse les applications humides, et on prescrit la pommade à l'oxyde de zinc.

Le 18. — La malade sort guérie ; il ne reste plus sur le dos des mains qu'une très légère teinte rosée.

Observation XXXV

Léonie P..., 21 ans, domestique. Salle Alibert, n° 10. Entrée le 10 février 1893.

Dans les *antécédents*, rien de particulier à signaler; n'a jamais eu aucune affection cutanée.

Depuis trois semaines environ, elle présente des lésions des mains. A ce moment, elle commença à laver du linge et à se servir tous les jours d'eau de savon et de carbonate de soude.

Actuellement : sur le dos des deux mains, et la face dorsale des deux poignets, on trouve des placards irréguliers, rougeâtres, vésiculeux à leurs bords, et recouverts de croûtes légèrement humides et grisâtres en leur centre. A la face palmaire, on voit des lésions eczématiformes avec sécheresse de la peau, et fissures peu profondes et irrégulières.

Applications de compresses, imbibées d'eau bouillie.

15 février. — La malade va beaucoup mieux, les croûtes sont tombées et la rougeur a diminué; on prescrit la pommade à l'oxyde de zinc.

Le 25. — La malade sort, complètement guérie des lésions des poignets et des avant-bras; mais, à la face palmaire des mains, il persiste encore quelques fissures.

Observation XXXVI

Jeanne L..., 15 ans, domestique. Salle Alibert, n° 39. Entrée le 14 avril 1893.

Rien de particulier à signaler dans les *antécédents héréditaires* ou *personnels*.

La malade est à Paris depuis quelques mois, occupée à faire des ménages. Il y a quinze à vingt jours, à la suite de lessives, elle eut sur les mains des lésions croûteuses, qui furent prises pour de la gale, et on lui ordonna de la pommade soufrée, qui ne fit qu'aggraver la maladie, qui s'étendit un peu au thorax et surtout à la partie antérieure des avant-bras.

Actuellement : sur la face dorsale des mains, et sur toute l'étendue des avant-bras, éruption rouge eczématiforme, suintante, avec des croûtes jaunâtres abondantes.

Sur le thorax, quelques lésions eczématiformes, disséminées, peu abondantes.

On prescrit l'enveloppement avec des compresses, imbibées d'eau de camomille et la pommade de zinc sur le thorax.

20 avril. — Croûtes tombées. Pommade de zinc.

Le 28. — La malade sort, complètement guérie.

Observation XXXVII

Justine P..., domestique. Salle Alibert, n° 35. Entrée le 5 mai 1893.

La malade ne présente rien de particulier dans ses *antécédents*.

Depuis un mois, elle a des lésions des membres supérieurs, qui ont commencé depuis qu'elle manie l'esprit de sel pour des nettoyages.

Elle consulta un médecin, qui la traita pour la gale ; mais, les lésions ne se guérissant pas, elle vint à Saint-Louis.

Actuellement : aux deux avant-bras et aux faces dorsales des deux mains, mais surtout à gauche, lésions rouges, vésiculeuses, suintantes, prurigineuses.

On prescrit l'enveloppement dans des compresses d'eau de camomille.

12 mai. — La malade sort à peu près guérie, ne gardant plus que des rougeurs, non suintantes, sur lesquelles on prescrit la pommade de zinc

Le 20. — La malade revient montrer ses bras, complètement guéris.

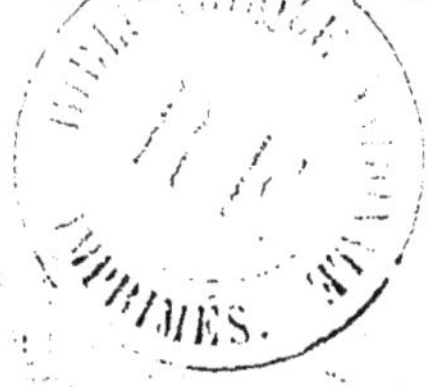

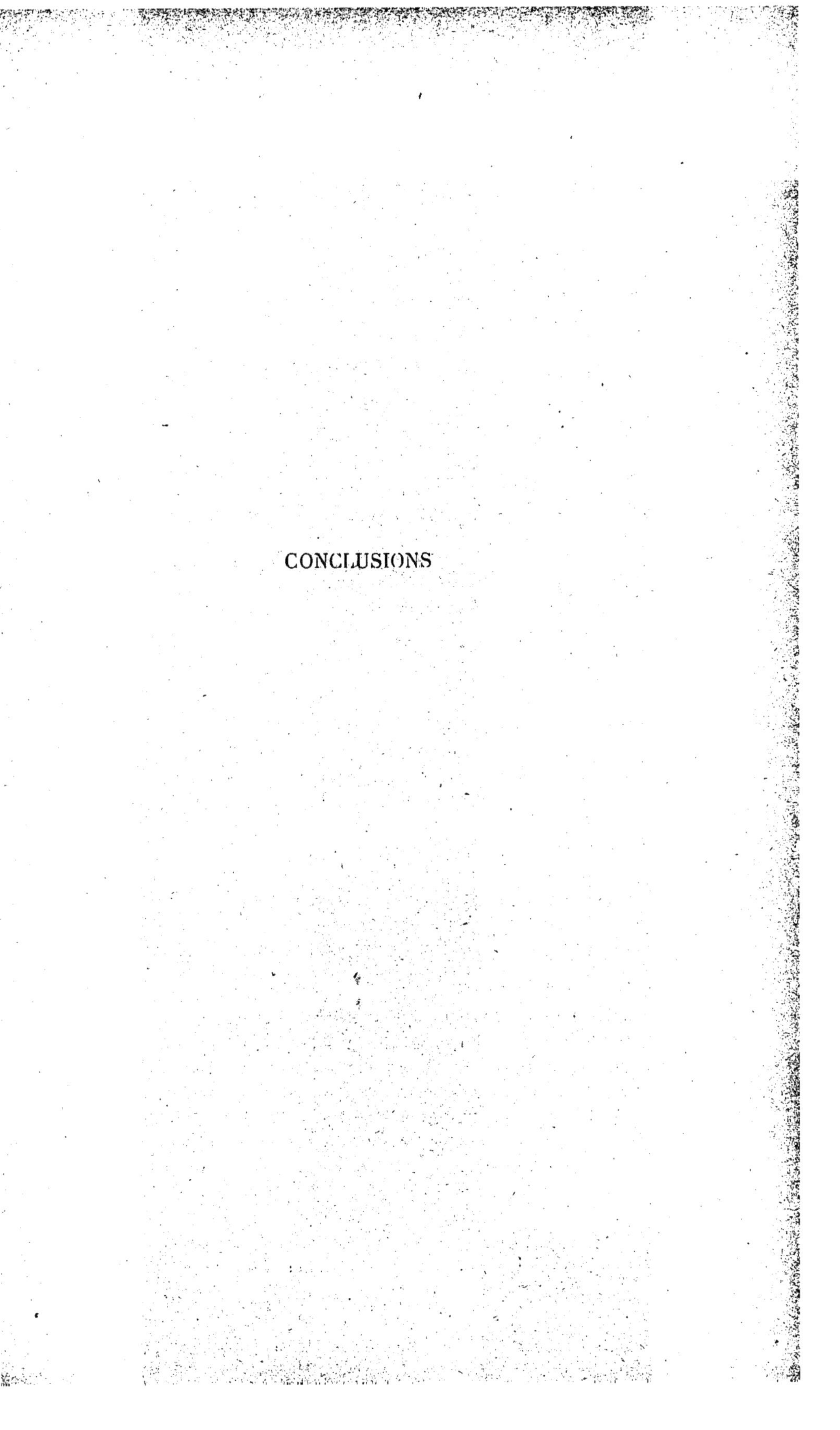

CONCLUSIONS

I. — Sur un certain nombre de sujets, exerçant une même profession, nuisible pour les téguments, et soumis, par conséquent, aux mêmes causes irritantes, quelques-uns seulement de ces sujets présentent des lésions de dermatose.

II. — Chez les ouvriers atteints, plusieurs facteurs interviennent dans la production des éruptions professionnelles. Le principal est le terrain, qui se trouve formé par la réunion de particularités propres, héréditaires ou acquises, faisant de chacun une individualité distincte.

III. — Les observations, que nous avons recueillies, viennent appuyer ce fait, en montrant que les cinq sixièmes des ouvriers malades ont présenté des tares organiques quelconques ou des troubles morbides aigus, précédant de peu l'apparition des lésions cutanées.

Dans un sixième seulement des cas, nous n'avons rien pu trouver dans les antécédents des malades ; nous pensons qu'il faut alors faire intervenir ici une prédisposition spéciale, en vertu de laquelle la peau est plus sensible chez ces individus que chez d'autres. C'est l'idiosyncrasie, qui n'est encore qu'un des éléments constitutifs du terrain.

IV. — Les éléments symptomatiques des dermatoses professionnelles n'ont rien de caractéristique en eux-mêmes. Ce sont les éléments ordinaires de l'irritation et de l'inflammation cutanées : érythèmes, papules, vésicules, pustules, suivis des altérations secondaires, qui en découlent ordinairement : excoriations, croûtes, squames. On se trouve, en somme, en présence de lésions, que leur aspect avait fait ranger pendant longtemps dans le groupe, destiné à disparaître, de l'eczéma.

Ce qui donne aux dermatoses professionnelles leurs caractères spéciaux, ce sont : le mode d'apparition, la marche des lésions, leurs localisations et le groupement des éléments, en eux-mêmes banaux.

V. — Le traitement de ces dermatoses peut se résumer dans les propositions suivantes :

a) Supprimer la cause par le repos absolu.

b) Calmer l'irritation et soulager le malade par des applications émollientes.

c) S'abstenir de toute application irritante.

BIBLIOGRAPHIE

Baltus. — Nouveaux cas de maladie des roseaux, dus au sporotrichum dermatodes. *Journ. des Sc. médicales de Lille*, 5 mai 1882, p. 289 ; reprod. in *Ann. dermat.*, juin 1882, p. 378.

Bazin. — *Leçons théoriques et cliniques sur les affections cutanées artificielles.* Paris, 1862.

— *Dictionn. encyclopédique des Sciences médicales* (art. Dermatoses).

Blandet. — *De l'empoisonnement externe produit par le vert de Schweinfurt,* 1845.

Blaschko. — Dermatite des ouvriers en couleurs de goudron de houille. *Berlin. klin. Woch.,* 5 mai 1890.

— Das Ekzema der Möbelpolirer (vernisseurs de meubles). Der denaturirte spiritus *Deutsch. med. Woch.,* 1890, p. 475.

— Étiologie et pathogénie de l'eczéma professionnel. *Société allemande de dermatologie,* 1891 ; *Semaine médicale,* 23 septembre 1891, p. 394. Discussion : LEDERMANN, WOLTERS, SAALFELD, LEWIN, VON SEHLEN, J. NEUMANN, PETERSEN, KAPOSI.

— La sidérose des meuniers. *Société de Dermatologie de Berlin,* 6 mai 1890 ; *Mercredi médical,* 28 mai, p. 252.

— Die Berufsdermatosen der Arbeiter. *Deutsch. med. Woch.,* 7 nov. 1889, n° 45 ; 1890, n° 22.

— Das Galvaniser Eczema. *Deutsch. med. Woch.,* 1889, n° 45, p. 925.

— Dermatite des ouvriers en aniline. *Soc. de médec. berlinoise,* 26 mars 1890 ; *Sem. médicale,* 2 avril 1890, p. 109.

— Gewerbehaut-krankheiten. Zur Ætiologie und Pathogenese des Gewerbeczema *Deutsch. med. Woch.,* 18 février 1892.

Brocq. — *Traitem. des maladies de la peau,* 1889.

Chaptal. — *Éléments de chimie,* 1750.

Chaussende. — *Du mal des confiseurs ; onyxis et perionyxis professionnelles.* Thèse, Lyon, 1889.

Chevallier. — Éruptions des ouvriers en quinquina. *Annales de médec. légale et d'hygiène,* t. XLVIII.

— Essai sur les maladies qui atteignent les ouvriers, qui préparent le vert arsenical et les ouvriers en papiers peints, qui emploient dans la préparation de ces papiers le vert de Schweinfurt. *Annales d'hygiène,* t. XXXVII, p. 96.

Clark Mac Guire. — Dermatoses produites par les substances tinctoriales. *Journ. of cutaneous and genito-urinary diseases,* février 1887, p. 59.

Defontaine. — Coup de soleil électrique. *Société de Chirurgie,* 28 décembre 1888.

Derville et Guermonprez. — Le papillome des raffineurs de pétrole. *Journ. des Sc. médic. de Lille,* 1890 ; 1er avril 1892, p. 313.

Follin. — *Archives de médecine*, 1857.

Gerbaud. — La maladie des cannes. Dermatose des ouvriers cannissiers. *Montpellier médical*, août et septembre 1885.

Heckel. — L'industrie du roseau et les maladies qu'elle engendre. *Associat franç. pour l'avancement des sciences*, 1891.

Imbert-Goubeyre. — Dermites des ouvriers en oranges amères. *Moniteur des hôpitaux*, 1894.

Kaposi. — *Leçons théoriques et cliniques sur les maladies de la peau*. Traduction et annotations de A. Doyon et E. Besnier.

Lassar. — De l'eczéma des chirurgiens. *Sem. médicale*, avril 1894.

Lefebvre. — *De l'eczéma des fileurs et varouleurs de lin*. Thèse, Lille, 1888.

Leloir. — Dermite des fileurs et varouleurs de lin. *Annales de dermatologie et de syphiligraphie*, mars 1885.

— Folliculite et périfolliculite des fileurs et rattacheurs. *Annales de dermatologie*, 1889.

Lepagney. — *Sur l'eczéma professionnel*. Thèse, Paris, 1881.

Lewin. — De l'argyrie locale des ouvriers en argenterie. *Annales de dermatologie*, septembre 1887, p. 520.

Maurel. — Mal des cannes de Provence. *Revue de thérapeutique du Midi*, 1860.

Miquel. — Mal des cannes de Provence. *Bulletin général de thérapeutique*, 1845.

De Molènes. — Dermites produites par la teinture d'arnica. *Annales de dermatologie*, février 1886, p. 65.

De Molènes et **Lermoyez**. — Étude sur une variété de toxicodermie, observée chez les plumassières. *Ann. de dermatologie*, avril 1884, p. 194.

Planchon. — Accidents causés par le contact du rhus toxicodendron. *Montpellier médical*, 16 juillet et 1er septembre 1887.

Potton. — Mal de vers ou de bassine. *Bulletins de l'Académie de médecine*, XVIII, p. 803.

Purdon. — Note sur l'eczéma des blanchisseuses. *Brit. Journ. of Dermat.*, mars 1891.

Rollet. — *Annales de dermatologie*, 1880.

Shœmaker. — Du traitement des maladies, causées par des parasites végétaux. *Journ. of cut. and ven. dis.*, juillet et août 1884.

Vallar. — Ulcérations des chromateurs. *Lyon médical*, 11 mai 1890, n° 53.

Vernois. — Éruptions des ouvriers en produits arsenicaux. *Ann. d'hygiène*, 1859, p. 419.

Vicente Gomez. — Mal des cannes. *Revista de medicina y ciurgia practicas*, 1890, p. 449.

J. C. White. — *Dermatitis venenata*. Boston, 1887.

TABLE DES MATIÈRES

IMPRIMERIE LEMALE ET Cie, HAVRE